L'Histoire de la Psychiâtrie

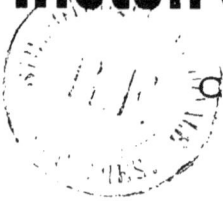

CONSIDÉRATIONS

SUR LES

Imperfections de l'assistance des Aliénés

PAR

Le Dr Louis GOURET

TOULOUSE

IMPRIMERIE MARQUÉS & Cᵢᵉ, BOULEVARD DE STRASBOURG, 22.

—

1900

L'Histoire de la Psychiâtrie

CONSIDÉRATIONS

SUR LES

Imperfections de l'assistance des Aliénés

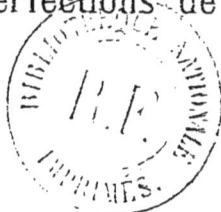

PAR

Le Dʳ Louis GOURET

———— ❦ ————

TOULOUSE

IMPRIMERIE MARQUÉS & Cⁱᵉ, BOULEVARD DE STRASBOURG, 22.

—

1900.

A MON PÈRE ET A MA MÈRE

———

A MES FRÈRES ET SŒUR

———

A MES AMIS

A M. le Professeur RÉMOND

Professeur de Clinique des Maladies mentales à la Faculté de Médecine

———

A més Maîtres de la Faculté

Nous sommes heureux, au terme de nos études médicales, d'adresser nos remerciements aux Maîtres de la Faculté de médecine de Toulouse, grâce auxquels nous avons pu profiter d'un précieux enseignement.

Que M. le professeur Remond reçoive en particulier le témoignage de notre profonde reconnaissance, pour l'accueil bienveillant qu'il a fait à notre thèse et les conseils spéciaux qu'il a bien voulu nous donner.

Que tous les autres Maîtres de la Faculté reçoivent ici l'assurance de notre sincère gratitude.

Enfin, nous adressons nos remerciements à M. le docteur Coulonjou, chef de clinique des maladies mentales, dont nous tenons quelques renseignements importants du travail que nous présentons aujourd'hui à notre jury.

INTRODUCTION

A l'heure où la Psychiâtrie semble enfin vouloir s'affirmer comme science, après s'être déga-
gée à grand peine du domaine de la superstition
et de l'empirisme ; à l'heure où la Médecine a
fait enfin sienne l'étude des maladies de l'âme
qui était abandonnée jusqu'à notre siècle à
l'esprit des philosophes ou à la pratique des
sorciers, il nous a paru intéressant de dégager
de l'histoire générale de la Médecine celle de la
Folie.

Cette histoire est importante à un double point
de vue ; d'abord, elle nous fait connaître les difficultés qu'on a dû vaincre pour arriver aux
précisions scientifiques de notre époque en
médecine mentale, précisions relatives, il est
vrai, puisque cette science est jeune et les moyens
d'investigations incomplets ; en second lieu, par
l'étude des progrès réalisés et des moyens em-

ployés, elle nous permet de prévoir l'avenir réservé à la médecine mentale, avenir plein de promesses et d'utiles réformes.

Au point de vue médico-social, le plus grand progrès qui ait été réalisé à notre époque est, sans nul doute, la réforme du régime des aliénés, leur admission au rang de *malades*, leur assistance, et par suite les efforts, en partie couronnés de succès, faits pour les traiter. Cette idée que .l'aliéné est un malade, qui aujourd'hui nous paraît presque un lieu commun, est en réalité une idée très nouvelle, qui a rencontré longtemps bien des oppositions et des incrédulités. Sans doute, cette idée n'a pas été créée de toutes pièces dans notre siècle ; et, comme nous le verrons, Hippocrate lui-même et Galien après lui, avaient fait du cerveau le siège de l'âme et des maladies de l'âme. Mais la théorie hippocratique était restée une hypothèse presque ignorée et aucun des médecins qui suivirent jusqu'à notre époque n'avait songé à se demander, en ouvrant une boîte crânienne, à quelles lésions pouvaient correspondre les déviations des facultés observées pendant la vie. L'âme restait quelque chose d'immatériel, d'impalpable, et nul ne songeait à en rechercher les anomalies, puisqu'elle disparaissait après la mort. La conséquence de cette façon d'envisager les facultés et l'organe de la pensée fut que, pendant fort longtemps, les fous se virent abandonnés aux médecins des âmes, c'est-à-dire aux prêtres, aux sorciers et exorciseurs, aux philosophes et, entre temps, pour préserver la société, aux cachots et aux geôliers des prisons. Il ne venait pas plus à l'esprit d'un médecin de s'occuper du sort de ces malheureux que de celui des gens atteints de la rage, par exemple. Et pendant de longs siècles, dans les pays les plus civilisés, nous voyons les aliénés, victimes de l'erreur et de la superstition, être confondus avec les plus grands criminels et traités avec la même brutalité.

La gloire de cette réforme humanitaire qui a créé la médecine mentale revient toute à un Français, à Pinel. C'est de France qu'est parti l'essor. Nous verrons, il est vrai, que dans les pays étrangers, en Allemagne surtout, les travaux entrepris et les progrès réalisés ont dépassé ce que nous avons fait chez nous. Mais, n'est-ce pas une raison de plus pour faire un nouvel appel à nos bonnes volontés, à notre amour du progrès scientifique, qui semble parfois langir dans les débuts d'une réforme ?

Nous avons pensé pouvoir contribuer dans une certaine mesure à cet élan nécessaire à notre science nouvelle, en traçant un historique résumé de la Psychiâtrie. Cet historique sera suivi, et

2

c'est là notre but principal, d'un plan général de l'état de la science mentale en France. Nous constaterons ainsi les progrès réalisés et nous verrons ce qui reste à créer pour en faire une science utile. armée des éléments indispensables à son avenir.

La réforme de Pinel a eu pour résultat l'hospitalisation des aliénés. La loi du 30 juin 1838 a réglementé, d'une façon défectueuse à notre avis. cette hospitalisation. Il y avait plus à faire, il fallait tenter de les guérir. Et devant l'extension énorme du fléau, devant la multiplication décevante des cas d'aliénation, les esprits positifs de notre époque se sont demandés s'il n'y avait pas possibilité d'enrayer le mal. La science psychiâtrique s'est fondée ; elle est encore dans son enfance. Nous verrons quels sont ses procédés d'action et nous exprimerons nos desiderata au sujet des perfectionnements à lui apporter.

Tel est le but de notre thèse inaugurale. Notre expérience est jeune en la matière, et nous nous sommes surtout placé au point de vue théorique. D'autres pourront chercher à appliquer les perfectionnements demandés, nous croyons toutefois que c'est faire œuvre utile que de se reporter de temps à autre en arrière, pour donner une impulsion nouvelle à une science qui a besoin de toutes nos sollicitudes.

DIVISION

CHAPITRE I

La science mentale depuis Hippocrate (460 ans av. J.-C.) jusqu'à Pinel (1745-1826)

Si l'on peut dater d'Hippocrate les premières notions scientifiques sur l'aliénation mentale, il faut néanmoins en faire remonter l'histoire à la plus haute antiquité. Les récits de l'Ancien Testament et ceux des premiers poètes témoignent qu'il existait dès cette époque des aliénés : l'esprit du Seigneur s'éloigne de Saül, qui est inquiété par un méchant esprit ; le roi Nabuchodonosor se croit changé en bête, mange de l'herbe et rumine ; David simule la folie pour éviter la colère du roi Aschisch ; Ulysse simule aussi la folie ; Ajax est prix de délire furieux ; Œdipe et Oreste sont poursuivis par les Euménides. Ces malades étaient traités par des conjurations, des cérémonies religieuses et la sorcellerie ; les mélancoliques étaient envoyés dans des temples consacrés à Saturne (1).

(1) Krafft-Ebing. *Traité de psychiatrie*, p. 47.

Avec Hippocrate, la psychiâtrie prend un développement scientifique. Il arrache les aliénés aux mains des prêtres, en posant en principe que la folie est une affection cérébrale : « Il faut savoir que, d'une part, les plaisirs, les joies, les ris, les jeux ; d'autre part, les chagrins, les peines, les mécontentements et les plaintes ne nous viennent que du cerveau. C'est par là que nous pensons, comprenons, voyons, entendons. que nous connaissons le laid et le beau, le mal et le bien, l'agréable et le désagréable. C'est encore par là que nous sommes fous, que nous délirons, que des craintes ou des terreurs nous assiègent, soit la nuit, soit après la venue du jour (1). » Ainsi, le cerveau est, pour Hippocrate, le siège de l'activité de l'âme et il est exposé, comme les autres organes, aux causes naturelles de maladie ; les maladies mentales proviennent d'anomalies du cerveau. Il ne donne toutefois de ces maladies que des descriptions isolées et peu claires. Il décrit la phrénitis, qu'il localise au centre phrénique et qui paraît être la manie et la mélancolie, avec l'état anxieux, les terreurs, les songes effrayants, ainsi que le malaise général et les troubles digestifs qui l'accompagnent. Il a noté le délire alcoolique et les relations de la folie et de l'épilepsie (2).

(1) Hippocrate. *De la maladie sacrée*. Trad. Littré, 1849.
(2) Cullerre. *Traité pratique des maladies mentales*, 1890.

Quant à l'explication des phénomènes patho-
logiques qui surviennent dans le cerveau, il la
fait découler de sa théorie humorale. Les causes
de la folie sont des changements morbides dans
les quatre humeurs cardinales : sang, glaire,
bile noire et bile jaune. Les fous par l'effet de la
glaire sont paisibles, ceux qui le sont par l'effet
de la bile sont agités. Il admet, il est vrai, la pré-
disposition héréditaire et les troubles des organes végétatifs comme cause de folie. Sa thérapeu-
tique consiste dans les drogues, la diète, les vo-
mitifs, les saignées et le repos.

Il en résulte que « le médecin de génie de l'antiquité n'était pas trop éloigné de notre manière
de voir actuelle. Dans tous les cas, il fut le premier qui reconnut clairement que, dans les cas
de maladies mentales, c'est le cerveau qui est
atteint, et que, loin d'être des phénomènes sur-
naturels, elles ne sont que des troubles physiques, comme les autres maladies (1). »

La théorie hippocratique eut du retentissement
et nous la trouvons développée et précisée chez
quelques-uns de ses successeurs. Arétée, de Cap-
padoce (80 ans après J.-C.), « place dans le cerveau le siège du mouvement et de l'intelligence
et, de plus, connaît l'action croisée des centres

(1) Krafft-Ebing, *loc. cit.*, p. 48.

nerveux, ce qui lui permet de fournir une explication rationnelle de la façon dont se produisent
les paralysies. » (Cullerre, *loc. cit.*).

Voici, d'après l'ouvrage de M. Cullerre, sa description de la mélancolie : « La mélancolie ne
trouble pas tout à fait les facultés intellectuelles.
Les malades sont tristes, consternés, leurs diges-
tions deviennent pénibles, ils ont des flatuosités, des
éructations fétides. Parfois, de sombres accès de
fureur succèdent à leurs chagrins. La mélancolie
commence souvent sans aucune cause connue ; les
malades deviennent inquiets, tristes, abattus,
tombent dans la torpeur, entrent facilement en
colère, cessent de dormir ou se réveillent fréquemment en sursaut ; ils tremblent au moindre bruit,
ou sont continuellement saisis de terreurs : si
l'affection fait des progrès, ils sont changeants,
inquiets pour les moindres choses. Les angoisses
de leur esprit sont fixées et inhérentes sur une
même pensée ; ils sont sans fièvre... Les mélancoliques ont plusieurs formes de délire. Ils crai-
gnent qu'on ne veuille leur donner du poison ; ou
bien, pris de haine pour les hommes, ils fuient
dans la solitude, ou s'adonnent superstitieusement
aux pratiques religieuses, ou prennent la lumière
et la vie en horreur ; leurs sens et leur esprit
acquièrent quelquefois un redoublement de finesse
et de pénétration ; ils deviennent soupçonneux et

d'une habileté extrême à voir partout des dispositions nuisibles... A une époque plus avancée, ils se plaignent de mille futilités et désirent la mort.

« Il n'est pas rare de voir leur sensibilité et leur intelligence tomber dans un tel état de dégradation que, plongés dans une ignorance absolue, s'oubliant eux-mêmes, ils passent le reste de leur existence comme des bêtes brutes. »

Arétée décrit ensuite les causes de la manie, d'une façon remarquablement juste, en ce qui concerne tout au moins les causes prochaines. C'est à l'âge où l'homme a le plus de sang et de chaleur qu'il est le plus prédisposé à la manie, à la puberté, dans la jeunesse et la virilité. Les causes en sont : les excès de table, l'ivresse. l'abus des plaisirs vénériens, la suppression d'une fonction habituelle, l'apparition ou la disparition des règles... Il signale les hallucinations dans la mélancolie.

Arétée fut un observateur remarquable et nous devons lui en savoir gré d'autant plus que, pendant de longs siècles après lui, l'observation des fous devait être laissée absolument de côté pour reparaître seulement à notre époque.

Parmi ses successeurs, Cælius Aurelianus, traducteur de Soranus, fut le plus remarquable. Il vivait en 230 après Jésus-Christ. Il donne de la

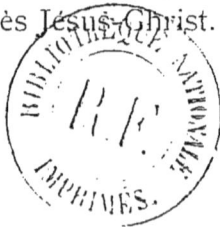

manie une description plus complète qu'Arétéé.
Dans le traitement, il recommande l'isolément et
prononce cette phrase célèbre, qui ne devait être
mise en pratique que 1600 ans plus tard : « *Les
moyens de répression employés sans ménagement
augmentent et même font naître la fureur au lieu
de l'apaiser.* » En cela, nous pouvons dire qu'il
fut le vrai précurseur de Pinel. Il s'oppose à
l'emploi de la diète, des chaînes, du fouet, des
violences corporelles, qui ne font qu'aggraver
l'état des malades, du froid et de l'ivresse, les
excès de vin, dit-il, causant fréquemment les
maladies mentales.

Galien (131 ans après Jésus-Christ) développe
aussi la théorie cérébrale de la maladie mentale.
De plus, il considère l'aliénation aussi bien comme
une maladie du cerveau que comme une maladie
secondaire par ulcération d'autres organes,
notamment les organes abdominaux. Il pense
que le cerveau est le « foyer des mouvements
volontaires de l'intelligence, du sentiment et de la
mémoire ».

Après Galien, les médecins se contentent de
répéter les doctrines des anciens en les déformant
et en y mêlant les superstitions les plus ridicules.
On peut citer parmi eux Alexandre de Thalles
(560 après Jésus-Christ) et Paul d'Égine (630
après Jésus-Christ). De plus en plus, à partir de

ce moment, les explications puériles, empruntées au domaine du merveilleux et du surnaturel, tendent à remplacer les doctrines sensées, résultats de l'observation des anciens. « Plus d'observation clinique, plus de critique, plus d'esprit scientifique. Depuis le premier siècle, au lieu d'avancer, la science recule. » (Cullerre, *loc. cit.*)

A partir de ce moment, nous assistons à une transformation pénible dans la façon de comprendre l'aliénation mentale. Cette transformation est en rapport avec celle de la société. A la civilisation romaine, qui avait fait éclore toute une pléiade de penseurs et d'observateurs libres, succède cette époque troublée du Moyen Age, où les peuples, dominés par l'Eglise et le dogme, ne pensent et n'écrivent plus que par elle, où la science, naturellement en opposition avec les principes et les actes de foi du catholicisme, semble ne plus avoir droit à la lumière qui ruinerait l'Eglise. Celle-ci semble avoir pris un tel empire partout où elle a pu s'étendre, que nul n'ose élever la voix, nul n'ose penser. C'est, en effet, l'absence de pensée qui domine au Moyen Age ; le dogme est tout, on s'en rapporte aveuglément à lui. Il était naturel que dans cette époque d'esclavage intellectuel, toute pensée originale, tout essor scientifique nouveau qui cherchait à expliquer les phénomènes physiques par des causes physiques devait être tué dans l'œuf. Et nous voyons aux essais d'explication positive d'Hippocrate et de Galien, à l'observation, succéder l'interprétation spirituelle et la doctrine du surnaturel. Dans le domaine de l'aliénation mentale, ce joug devait se faire sentir plus qu'ailleurs. Des maladies auxquelles · on ne comprenait rien ne pouvaient être occasionnées que par des causes extra-naturelles et diaboliques ; cette explication dispensait de chercher et venait en aide aux doctrines de l'Eglise. Cette croyance que les maladies mentales étaient des manifestations d'un esprit malin ou d'une cause divine devait paraître d'autant plus vraisemblable au peuple ignorant, que les cas d'aliénation de cette époque revêtaient presque tous la forme religieuse. Les formes de délire sont, en effet, le reflet des préoccupations dirigeantes d'une époque ; et de même que nous voyons, dans notre siècle de découvertes scientifiques, les délires de persécution se traduire par la crainte de toutes ces découvertes (gaz, électricité, poisons), de même, à une époque où tous les esprits étaient terrorisés et tenus sous le joug de la puissance divine, nous devions voir les délires des aliénés prendre une forme mystique.

Les aliénés étant des possédés du démon et non des malades cérébraux, ce n'était plus aux médecins qu'on devait les adresser, mais aux

prêtres, aux sorciers, aux exorciseurs. Les prêtres, dans leur fanatisme aveugle, lorsqu'ils ne
pouvaient, par des prières et des exorcismes,
éloigner l'esprit malin des malheureux, les
livraient à la torture et au bûcher. Dans la prin-
cipauté électorale de Trèves, on exécuta en quelques années 6.500 individus prétendus atteints
de sorcellerie. Entre le prêtre, le cabanon et la
torture, l'aliéné se débattait et succombait, sans
comprendre, victime de cette sauvage superstition.

Nul n'osait, dans ces époques de terreur, élever
la voix en faveur de ces malheureux; les esprits
étaient façonnés et ne pouvaient sortir de leur
cercle étroit. Il faut arriver à la Réforme pour
assister à quelques timides essais de revendi-
cation en faveur de l'esprit scientifique. Aux théories superstitieuses de Fernel et d'Ambroise Paré,
succèdent celles de Baillon, Félix Plater, Charles
Lepois , Semmert , Deleboë , Thomas Willis,
Sydenham, Th. Bonnet, qui, toutes, s'inspirant
de l'essor donné par Paracelse, tendent enfin à
faire revivre l'esprit scientifique et, en médecine
mentale, vont fort en avant dans le domaine de
l'observation et de l'esprit clinique.

Au XVIII° siècle, l'essor donné par ces penseurs
se vivifie au souffle des théories de Bacon, de
Harvey et de Descartes ; nous commençons à
entrer dans l'ère des découvertes.

Vieussens et Boerhaave, l'un pour l'anatomie. l'autre pour la physiologie du système nerveux, font faire un grand pas à la science mentale. De Morgagni datent des constatations fort importantes sur l'anatomie pathologique du système nerveux, l'épaississement de la dure-mère et les ramollissements du cerveau, etc. Sauvages décrit les vésanies, qu'il divise en quatre classes : les hallucinations, les morosités, les délires, les folies anomales. Lorry décrit l'hystérie. Enfin, Cullen établit les avantages des recherches anatomo-pathologiques et, dans le traitement de la folie. recommande de laisser aux aliénés la plus grande liberté.

Cullen mourut en 1790. Nous en sommes là lorsque Pinel apparaît. Nous pouvons voir que jusqu'ici, si l'on commençait à soupçonner une maladie mentale, on n'avait rien fait pour la traiter. Et si nous en exceptons les vagues indications thérapeutiques de Boerhaave. de Morgagni, de Cullen et de quelques autres, nous ne trouvons encore aucune trace d'un traitement spécialement organisé. Les fous étaient encore ce qu'ils étaient au Moyen Age, c'est-à-dire traités dans les cabanons. Ces cabanons constituaient au dix-septième siècle ce que l'on appelait ironiquement les prisons des fous et les petites-maisons. On y enfermait les aliénés dont avait à

se plaindre la société et on les y conservait indé-
finiment en les traitant par l'eau froide et les
chaînes, en les offrant en spectacle au public
pour le salaire des gardiens. Nul ne songeait
qu'ils pourraient retirer un bénéfice d'une assistance rationnelle.

« En France, est-il dit au rapport du service
des aliénés de 1874, p. 2, les premières initiati-
ves pour transformer les petites-maisons en
sanatoria, datent de 1780. Il paraît que la première impulsion dans ce sens a été donnée par
les philanthropes John Howard et l'Empereur
Joseph. qui, à cette époque, faisait un voyage
en France. Le christianisme ne portait aucun
intérêt aux aliénés, qu'il considérait, dans la plu-
part des cas, comme des êtres possédés du
diable. L'habitude de soigner les aliénés fut
empruntée aux Turcs qui, longtemps avant les
chrétiens, avaient des endroits pour garder les
fous. Les moines de l'ordre de la Merci qui, à
cause du rachat des prisonniers chrétiens, étaient
en relations fréquentes avec les Musulmans.
apprirent à connaître ces établissements, et ils
fondèrent à Valence, en Espagne, en 1409, le
premier asile d'aliénés, d'après le modèle orien-
tal. Bientôt Saragosse, Séville, Valladolid et
Tolède suivirent cet exemple. Le premier asile
musulman fut celui de Fez qui, d'après Léon

l'Africain, existait déjà au septième siècle. Grâce aux Espagnols, l'usage de soigner les aliénés se répandit en Italie où l'on fonda des asiles à Bergame en 1352. à Florence en 1387, à Rome en 1584. Au commencement du dix-septième siècle, les hôpitaux, en France. commencèrent à recueillir les fous pour les garder. En 1660, on affecta l'Hôtel-Dieu à cet effet. A cette époque, la ville de Paris ne faisait garder qu'environ 40 aliénés. En 1818 encore. Esquirol, dans un rapport au ministre, dit qu'en France « les aliénés sont plus maltraités que les criminels et les bêtes. »

CHAPITRE II

Résultats de la réforme de Pinel.

Nous avons vu que les aliénés, profitant de
l'élan donné par le dix-huitième siècle à l'esprit
scientifique, commençaient à être l'objet de la
préoccupation et des recherches des médecins. La
science mentale était soupçonnée et s'engageait
enfin dans sa véritable voie, celle de l'observation
et de l'anatomie pathologique. A vrai dire, c'était
plutôt une simple tendance ; en l'absence de tout
établissement spécial où les fous fussent réunis,
et aussi d'une législation qui les confiât aux médecins. ceux-ci ne pouvaient guère s'occuper
avec fruit de l'aliénation mentale. Les aliénés
étaient toujours enfermés dans les cabanons et les
petite-smaisons, chargés de chaînes de fer, livrés
à la brutalité des gardiens que l'on choisissait
parmi les malfaiteurs et qui tiraient leurs plus
clairs revenus de leur exhibition au public. Une

3

très petite partie, prise parmi ceux que l'on soup-
çonnait curables, était enfermée à l'Hôtel-Dieu
(quarante environ), les autres étaient confiés aux
prisons. Là, ils n'étaient pas même traités sur le
même pied que les criminels les plus endurcis.
Les cabanons les plus sales et les plus malsains
leur étaient réservés, avec un peu de paille hu-
mide comme lit et une nourriture abjecte. On eût
dit que par la terreur et la répulsion qu'ils inspi-
raient, ils n'étaient plus dignes de figurer parmi
les créatures humaines.

Ce fut dans cet état que Pinel trouva les aliénés,
lorsqu'il fut chargé des services de Bicêtre et de
la Salpêtrière. « Au nom de l'humanité, il éleva
d'énergiques protestations contre ces odieux trai-
tements, et parvint à faire entendre sa voix et
agréer ses plans de réforme. Son premier soin fut
de faire tomber les chaînes et de rendre aux malades un peu de liberté, d'air et de lumière, et
aussitôt, dit-il, les mêmes aliénés qui, réduits
aux chaînes pendant une longue suite d'années,
étaient restés dans un état constant de fureur, se
promenaient ensuite tranquillement avec un simple gilet de force et s'entretenaient avec tout le
monde, tandis qu'auparavant on ne pouvait en ap-
procher sans le plus grand danger.

« Ses soins se portèrent ensuite sur l'organisation
générale des hospices d'aliénés. Il recommande

de créer des établissements spéciaux, indique quels doivent en être les plans, la distribution intérieure, recommande le classement rationnel des malades suivant l'état mental et le genre de délire, en un mot jette les bases du véritable traitement moral de la folie. « Tenir, s'écrie-t-il, dans un état habituel de réclusion et de contrainte les aliénés extravagants ; les livrer sans défense à la brutalité des gens de service, sous prétexte des dangers qu'ils font courir ; les conduire, en un mot, avec une verge de fer, comme pour accélérer le terme d'une existence qu'on croit déplorable, c'est là sans doute une méthode de surveillance très commode, mais aussi très digne des siècles d'ignorance et de barbarie ; elle n'est pas moins contraire aux résultats de l'expérience qui prouve que cet état de manie peut être guéri dans un grand nombre de cas, en accordant à l'aliéné une liberté limité dans l'intérieur de l'hospice, en le livrant à tous les mouvements d'une effervescence non dangereuse, ou du moins en bornant la répression au gilet de force, sans omettre les autres règles du traitement moral dont son état est susceptible. Rien n'est plus constaté que l'influence puissante qu'exerce le chef d'un hospice d'aliénés lorsqu'il porte dans sa place le sentiment de sa dignité et les principes de la philanthropie la plus éclairée. »

« Les efforts de Pinel portèrent encore sur la réforme du traitement médical alors appliqué aux aliénés. Il obtint la suppression du traitement barbare qui consistait, dans les cas que l'on supposait curables, dans l'administration de force bains et douches, de saignées répétées, et leur admission immédiate dans les hospices spéciaux, où ils pourraient recevoir les soins appropriés à leur état (1). »

Tel fut le grand mérite de Pinel, et ce mérite s'applique plus à l'administrateur et au réformateur qu'au savant. Dans son *Traité médico-philosophique sur l'aliénation mentale*, 1809, il ne connaît que quatre formes de maladies mentales : la manie, la mélancolie, l'idiotie et la démence. Mais il eut, à notre avis, le grand mérite, dans cet ordre d'idées, d'émettre l'opinion que tout aliéniste doit être doublé d'un psychologue ; et si nous ne pouvons nous borner, comme il le demande, à la connaissance de Locke et de Condillac, nous croyons aussi que l'étude des maladies de l'organe de la pensée est logiquement liée à celle des facultés intellectuelles. qui sont pour nous le plus souvent la seule expression des troubles de cet organe.

Après Pinel et en même temps que lui, son

---

(1) Cullerre. *Traité pratique des maladies mentales*, 1890.

élève Esquirol contribua, dans une plus large
mesure encore. à la propagation des idées de son
maître et obtint la création, sur ses plans, d'un
certain nombre d'asiles. Ses écrits eurent un
grand retentissement dans le monde entier ; et il
eut, outre son mérite d'organisateur, celui de contribuer au progrès de la science mentale (Esquirol. *Des maladies mentales*, 1838). Il décrivit,
sans la nommer toutefois, la paralysie générale,
sépara l'idiotie de la démence. Il eut le tort, en
décrivant le délire partiel. d'introduire trop de
divisions et de créer les monomanies ; mais si
nous nous séparons aujourd'hui de sa manière
de voir, cette découverte n'en était pas moins
un grand progrès. et témoignait d'un puissant
talent d'observation.

En même temps que l'Ecole de Pinel et d'Esquirol conduisait rapidement, en France, les
esprits à s'occuper de la science mentale et les
pouvoirs à créer l'assistance des aliénés, les
pays étrangers suivaient nos traces et poursui-
vaient le même but. A un point de vue moins
spéculatif. en Allemagne. se fondait l'Ecole psychologique, qui eut le tort de conduire à une
interprétation métaphysique des phénomènes
morbides. Nous ne saurions, certes. approuver
cette façon d'envisager la psychiâtrie. Mais n'est-
ce pas grâce à cette école que les Allemands,

moins préoccupés que nous d'une assistance trop rigoureuse et trop *légale* des aliénés, ont pu, bien mieux que les Français, conserver les fous aux médecins et les étudier d'une façon bien plus scientifique? Nous verrons, en effet, combien cette assistance est différente dans les deux pays, et combien elle est conçue dans un sens plus médical en Allemagne.

Cette école psychologique est représentée par Langermann, Ideler et Heinroth. Ce dernier « ne voulut voir dans la folie que le résultat de la perversité et de l'immoralité, l'erreur, le péché, une maladie de l'âme à laquelle les organes et le corps sont tout à fait étrangers ; qui ne peut être héréditaire, puisque l'âme ne l'est pas et dont les meilleurs préservatifs sont dans la crainte de Dieu et l'observation des préceptes de la religion » (Cullerre).

A côté de cette école, se créa l'école somatique, représentée par Nasse, Jacobi, Shrœder van der Kolk, Griesinger, et qui ne vit dans l'origine de la folie que des lésions du cerveau ou des viscères.

Enfin, pour en revenir à la France, les successeurs d'Esquirol, dont nous n'avons pas ici à analyser les travaux, s'attachèrent surtout à l'observation clinique : ils fondèrent la Psychiâtrie, telle que nous la connaissons aujourd'hui. Ce furent : Bayle, Delaye, Foville père, Calmeil, Trellat, J.-P. Falret, Baillarger, Morel, Lasègue, Marcé, Moreau (de Tours). Et nous en arrivons enfin à notre époque, où l'on s'est définitivement attaché à étudier la folie comme les autres branches de la médecine et où, sous l'impulsion de l'école de Charcot à la Salpêtrière, une brillante pléiade de savants font, tous les jours. progresser et enrichissent de documents nouveaux cette partie si importante de la science médicale.

Qu'était devenue, dans cette rénovation scientifique, la question de l'assistance des aliénés ? Dès lors que l'on arrivait à considérer les aliénés comme des malades, et étant donné le mouvement considérable qu'avaient provoqué les revendications de Pinel, on ne devait pas tarder à élaborer un système spécial d'assistance en leur faveur. La première loi qui règlemente leur hospitalisation, la seule d'ailleurs que nous possédons encore aujourd'hui, est celle du 30 juin 1838. Mais cette loi, qui eut besoin avant d'être promulguée d'une gestation de près de cinquante ans, fut précédée de plusieurs décrets et ordonnances. qui témoignaient tous de ce besoin d'humaines réformes qui se faisait sentir depuis Pinel.

Une loi du 26 mars 1790 ordonne la surveillance des dépôts d'aliénés par les procureurs et les juges, afin que les fous soient élargis ou soignés dans des hôpitaux qui seront désignés à cet effet. Le 24 août de la même année, une autre loi confie à la vigilance et à l'autorité des corps municipaux le soin d'obvier ou de remédier aux événements fâcheux qui pourraient être occasionnés par les insensés ou les furieux laissés en liberté.

La loi du 24 vendémiaire an II dit que les aliénés actuellement enfermés pour cause de démence et qui sont aux frais de la nation, seront transférés dans les nouvelles maisons de répression et continueront d'être à la charge publique.

Une circulaire du Ministre de l'Intérieur du 17 septembre 1804 porte : « J'ai remarqué que plusieurs préfets ont fait, de leur propre autorité, arrêter des insensés, pour être enfermés dans des maisons de force. Je crois devoir, pour prévenir cet abus, vous rappeler les principes et les règles de cette matière.

« Suivant la loi du 22 juillet 1791, conforme à ce sujet aux anciens règlements, les parents des insensés doivent veiller sur eux, les empêcher de divaguer, et prendre garde qu'ils ne commettent aucun désordre. L'autorité municipale doit obvier aux inconvénients qui résulteraient de la négligence avec laquelle les particuliers rempliraient ce devoir.

« Les furieux doivent être mis en lieu de sûreté.

Mais ils ne peuvent être détenus qu'en vertu d'un jugement que la famille doit provoquer..... Les lois qui ont déterminé les conséquences de cette triste infirmité ont pris soin qu'on ne pût arbitrairement supposer qu'un individu en est atteint; elles ont voulu que sa situation fût établie par des preuves positives, avec des formes précises et rigoureuses. En substituant à ces procédés réguliers une décision arbitraire de l'administration, on porte atteinte à la liberté personnelle et aux droits civils de l'individu que l'on fait détenir..... L'administration n'est pas plus fondée à remettre en liberté et en possession de leur état des individus détenus comme insensés par ordre de justice : d'abord parce qu'il ne lui appartient point de suspendre l'effet des décisions judiciaires, et, de plus, parce que l'état civil des individus n'est. ni mis à sa disposition, ni placé sous sa surveillance. »

Une autre circulaire du ministre de l'intérieur, du 16 juillet 1819, se préoccupe des moyens d'améliorer le sort des aliénés. Elle conclut que le meilleur moyen d'hospitalisation, le seul qui assure une assistance sérieuse et qui soit pécuniairement possible, est la création de maisons centrales d'aliénés, ayant dans leur ressort plusieurs départements. Le ministre invite les conseils généraux à s'entendre entre eux dans ce but et pour nommer des médecins spécialement chargés du service des aliénés. Il dit que partout la camisole ou gilet de force doit être substituée aux chaînes, aux colliers.

Le 14 septembre 1833, le ministre fait dresser une statistique relative aux aliénés non secourus, mal secourus, ou en état de vagabondage.

Le 25 juin 1836, une autre circulaire ministérielle crée l'emploi d'inspecteur général des maisons d'aliénés et définit ses fonctions.

D'autres, décrets et circulaires, de plus en plus nombreux, s'occupent des questions financières et juridiques au point de vue de l'interdiction ; nous n'avons pas à entrer ici dans ces détails. Et enfin, en 1838, est votée une loi, résultat de toutes ces données, loi sous le régime de laquelle nous vivons encore, et qui, si elle ne fut pas parfaite, eut du moins le mérite d'unifier, de rendre humaine et profitable l'assistance des aliénés.

Nous allons maintenant nous occuper de cette loi.

CHAPITRE III

La loi du 30 juin 1838.

Nous venons de voir les faits qui ont précédé
et préparé la loi du 30 juin 1838. Les revendications de Pinel avaient trouvé leur écho et les
aliénistes étaient unanimes à réclamer une réforme
en faveur de ceux qu'on avait jusque-là jugés
indignes de soins. La société, émue de leurs
plaintes, paraissait vouloir enfin les faire rentrer
dans son sein : elle crut y parvenir en leur créant
une législation spéciale. Nous verrons, en termi-
nant, que c'était le plus sûr moyen de les tenir
encore davantage à l'écart. Néanmoins, il faut
savoir gré aux promoteurs de cette législation
d'avoir obtenu, tout en ne cherchant qu'à préserver la société, une amélioration notable du
sort de ces malheureux ; il faut reconnaître que
l'assistance des aliénés, telle qu'elle a été orga-
nisée par la loi de 1838, tout en étant seulement

établie dans un but de défense sociale, eut le résultat plus important de livrer les aliénés à des médecins.

Il y a plus à faire, ou plutôt, il faut marcher dans une autre voie. En réclamant le droit commun pour les fous, Pinel n'avait nullement l'intention de les spécialiser et de continuer à les faire vivre en parias dans des façons de forteresses aux entrées et sorties difficiles ; il voulait les voir traiter comme tous les malades. Or, la loi de 1838, en réglementant ces forteresses, en élevait encore les murs, et si elle cachait mieux ainsi aux yeux du public ce qui se passait derrière, elle développait encore les sentiments de honte et de répulsion qui s'attachaient aux aliénés.

La loi de 1838, disions-nous, était réclamée par tous ceux qui s'intéressaient au sort des aliénés. Mais le public la réclamait aussi. Les documents officiels établissent que des scandales et des accidents résultant chaque jour de la liberté laissée à des milliers de fous dont on ne savait que faire, étaient devenus l'objet des plus sérieuses préoccupations.

La loi de 1838 crée l'asile d'aliénés, réclamé par la réforme de Pinel. Avant elle, l'assistance sociale n'offrait aux fous, outre les cachots et les maisons de force, que des cabanons ou des

loges, qu'on a appelées *loges d'incarcération*.
Lors de la discussion de la loi de 1838, M. Cale-
mard-Lafayette, à la Chambre, constatait que
26 départements n'avaient aucun local autre que
les prisons pour les aliénés et que 19 n'avaient
dans leurs hôpitaux que des loges d'incarcération où, disait-il, aucun moyen de traitement
n'est applicable. (*Législation sur les aliénés*,
t. II, p. 63).

Quoique l'idée de procurer aux aliénés indigents de chaque département un asile ainsi
constitué apparaisse, dès 1817, dans une circulaire ministérielle, on était loin d'admettre comme
réalisable, en pratique, pour tous les départements. l'obligation du premier article de la loi,
dû à M. Dufaure.

« Si l'on admet, disait le Ministre de l'intérieur
Laisné, dans la circulaire de 1817, la possibilité
de placer les aliénés dans des établissements
spéciaux, on reconnaîtra facilement qu'il est
presque impossible d'avoir un établissement de
ce genre par département... ; de là découle la conséquence que des maisons centrales communes
à plusieurs départements seraient les établissements qui conviendraient le mieux pour la
réunion et le traitement des aliénés. » (Rapport
Théophile Roussel).

Cette idée de maisons centrales d'aliénés, qui

venait d'Esquirol, était due à l'ignorance dans laquelle on était du nombre des aliénés, et à l'imprévoyance que, dans un demi-siècle, ce nombre aurait décuplé. On supposait en France, à cette époque, 8 à 9,000 aliénés. La *Statistique de la France*, en 1881, en compte 48,813 internés et 40,000 non internés !

Les législateurs ne s'arrêtèrent heureusement pas à cette idée et la loi de 1838 fut élaborée. Nous allons en donner les articles qui concernent l'internement et la surveillance des aliénés :

Loi du 30 juin 1838.

TITRE Ier. — DES ÉTABLISSEMENTS D'ALIÉNÉS

ART. 1er. — Chaque département est tenu d'avoir un établissement public, spécialement destiné à recevoir et soigner les aliénés, ou de traiter, à cet effet, avec un établissement public ou privé, soit de ce département, soit d'un autre département. — Les traités passés avec les établissements publics ou privés devront être approuvés par le ministre de l'intérieur.

ART. 2. — Les établissements publics consacrés aux aliénés sont placés sous la direction de l'autorité publique.

ART. 3. — Les établissements privés consacrés aux aliénés sont placés sous la surveillance de l'autorité publique.

ART. 4. — Le préfet et les personnes spécialement déléguées à cet effet par lui ou par le ministre de l'intérieur, le président du tribunal, le procureur du roi, le juge de paix, le maire de la commune, sont chargés de visiter les établissements publics ou privés consacrés aux aliénés. — Ils recevront les réclamations des personnes qui y seront placées, et prendront, à leur égard, tous renseignements propres à faire connaître leur position. — Les établissements privés seront visités, à des jours indéterminés, une fois au moins chaque trimestre, par le procureur du roi de l'arrondissement. Les établissements publics le seront de la même manière, une fois au.moins par semestre.

ART. 5. — Nul ne pourra diriger ni former un établissement privé consacré aux aliénés sans l'autorisation du Gouvernement. — Les établissements privés consacrés au traitement d'autres maladies ne pourront recevoir les personnes atteintes d'aliénation mentale, à moins qu'elles ne soient placées dans un local entièrement séparé. — Ces établissements devront être, à cet effet, spécialement autorisés par le Gouvernement, et seront soumis, en ce qui concerne les aliénés, à toutes les obligations prescrites par la présente loi.

ART. 6. — Des règlements d'administration publique détermineront les conditions auxquelles seront accordées les autorisations énoncées en l'article précédent, les cas où elles pourront être retirées, et les obligations auxquelles seront soumis les établissements autorisés.

ART. 7. — Les règlements intérieurs des établissements publics consacrés, en tout ou en partie, au service des aliénés, seront, dans les dispositions relatives à ce service, soumis à l'approbation du ministre de l'intérieur.

Section 1re. — *Des placements volontaires*

ART. 8. — Les chefs ou préposés responsables des établissements publics, et les directeurs des établissements privés
et consacrés aux aliénés, ne pourront recevoir une personne
atteinte d'aliénation mentale, s'il ne leur est remis : 1º une
demande d'admission contenant les noms, profession,
âge et domicile, tant de la personne qui la formera que
de celle dont le placement sera réclamé, et l'indication du
degré de parenté, ou, à défaut, de la nature des relations
qui existent entre elles. — La demande sera écrite et
signée par celui qui la formera, et, s'il ne sait pas écrire,
elle sera reçue par le maire ou le commissaire de police,
qui en donnera acte. — Les chefs, préposés ou directeurs,
devront s'assurer, sous leur responsabilité, de l'individualité de la personne qui aura formé la demande, lorsque
cette demande n'aura pas été reçue par le maire ou le
commissaire de police, — Si la demande d'admission est
formée par le tuteur d'un interdit, il devra fournir, à
l'appui, un extrait du jugement d'interdiction. — 2º Un
certificat de médecin constatant l'état mental de la
personne à placer, et indiquant les particularités de sa
maladie et la nécessité de faire traiter la personne désignée
dans un établissement d'aliénés, et de l'y tenir renfermée.
— Ce certificat ne pourra être admis s'il a été délivré plus
de quinze jours avant sa remise au chef ou directeur ; s'il
est signé d'un médecin attaché à l'établissement, ou si le
médecin signataire est parent ou allié, au second degré
inclusivement, des chefs ou propriétaires de l'établissement, ou de la personne qui fera effectuer le placement.
— En cas d'urgence, les chefs des établissements publics

pourront se dispenser d'exiger le certificat du médecin. —
3° Le passeport ou toute autre pièce propre à constater
l'individualité de la personne à placer. — Il sera fait mention de toutes les pièces produites dans un bulletin d'entrée, qui sera renvoyé, dans les vingt-quatre heures, avec
un certificat du médecin de l'établissement et la copie de
celui ci-dessus mentionné, au préfet de police à Paris, au
préfet ou au sous-préfet dans les communes chefs-lieux de
département ou d'arrondissement, et aux maires dans les
autres communes. Le sous-préfet, ou le maire, en fera
immédiatement l'envoi au préfet.

ART. 9. — Si le placement est fait dans un établissement privé, le préfet, dans les trois jours de la réception
du bulletin, chargera un ou plusieurs hommes de l'art de
visiter la personne désignée dans ce bulletin, à l'effet de
constater son état mental et d'en faire rapport sur le champ.
Il pourra leur adjoindre telle autre personne qu'il dési-
gnera.

ART. 10. — Dans le même délai, le préfet notifiera admi-
nistrativement les noms, profession et domicile, tant de
la personne placée que de celle qui aura demandé le placement, et les causes du placement : 1° au procureur du
roi de l'arrondissement du domicile de la personne placée ;
2° au procureur du roi de l'arrondissement de la situation
de l'établissement ; ces dispositions seront communes aux
établissements publics et privés.

ART. 11. — Quinze jours après le placement d'une personne dans un établissement public ou privé, il sera
adressé au préfet, conformément au dernier paragraphe de
l'article 8, un nouveau certificat du médecin de l'établissement ; ce certificat confirmera ou rectifiera, s'il y a lieu,
les observations contenues dans le premier certificat, en

4

— 42 —

indiquant le retour plus ou moins fréquent des accès ou des actes de démence.

Art. 12. — Il y aura, dans chaque établissement, un registre coté et paraphé par le maire, sur lequel seront immédiatement inscrits les noms, profession, âge et domicile des personnes placées dans les établissements : la mention du jugement d'interdiction, si elle a été prononcée, et le nom de leur tuteur ; la date de leur placement, les noms, profession et demeure de la personne, parente ou non parente, qui l'aura demandé. Seront également transcrits sur ce registre : 1° le certificat du médecin joint à la demande d'admission ; 2° ceux que le médecin de l'établissement devra adresser à l'autorité, conformément aux articles 8 et 11. — Le médecin sera tenu de consigner sur ce registre, au moins tous les mois, les changements survenus dans l'état mental de chaque malade. Ce registre constatera également les sorties et les décès. — Ce registre sera soumis aux personnes qui, d'après l'article 4, auront le droit de visiter l'établissement lorsqu'elles se présenteront, pour en faire la visite ; après l'avoir terminée, elles apposeront sur le registre leur visa, leur signature et leurs observations, s'il y a lieu.

Art. 13. — Toute personne placée dans un établissement d'aliénés cessera d'y être retenue aussitôt que les médecins de l'établissement auront déclaré, sur le registre énoncé en l'article précédent, que la guérison est obtenue. — S'il s'agit d'un mineur ou d'un interdit, il sera donné immédiatement avis de la déclaration des médecins aux personnes auxquelles il devra être remis, et au procureur du roi.

Art. 14. — Avant même que les médecins aient déclaré la guérison, toute personne placée dans un

établissement d'aliénés cessera également d'y être retenue
dès que la sortie sera requise par l'une des personnes
ci-après désignées, savoir : 1° le curateur nommé en
exécution de l'article 38 de la présente loi ; — 2° l'époux
ou l'épouse ; — 3° s'il n'y a pas d'époux ou d'épouse, les
ascendants ; — 4° s'il n'y a pas d'ascendants, les descendants ; — 5° la personne qui aura signé la demande
d'admission, à moins qu'un parent n'ait déclaré s'opposer
à ce qu'elle use de cette faculté sans l'assentiment du
conseil de famille ; — 6° toute personne à ce autorisée
par le conseil de famille. — S'il résulte d'une opposition
notifiée au chef de l'établissement par un ayant droit
qu'il y a dissentiment, soit entre les ascendants, soit
entre les descendants, le conseil de famille prononcera. —
Néanmoins, si le médecin de l'établissement est d'avis que
l'état mental du malade pourrait compromettre l'ordre
public, ou la sûreté des personnes, il en sera donné
préalablement connaissance au maire, qui pourra ordonner immédiatement un sursis provisoire à la sortie à la
charge d'en référer, dans les vingt-quatre heures, au
préfet. Ce sursis provisoire cessera de plein droit à
l'expiration de la quinzaine, si le préfet n'a pas, dans ce
délai, donné d'ordres contraires, conformément à l'article
21 ci-après. L'ordre du maire sera transcrit sur le registre
tenu en exécution de l'article 12. — En cas de minorité
ou d'interdiction, le tuteur pourra seul requérir la sortie.

ART. 15. — Dans les vingt-quatre heures de la sortie,
les chefs, préposés, ou directeurs, en donneront avis aux
fonctionnaires désignés dans le dernier paragraphe de
l'article 8, et leur feront connaître le nom et la résidence
des personnes qui auront retiré le malade, son état mental
au moment de sa sortie, et, autant que possible, l'indication du lieu où il aura été conduit.

Art. 16. — Le préfet pourra toujours ordonner la sortie immédiate des personnes placées volontairement dans les établissements d'aliénés.

Art. 17. — En aucun cas l'interdit ne pourra être remis qu'à son tuteur, et le mineur qu'à ceux sous l'autorité desquels il est placé par la loi.

Section 2. — *Des placements ordonnés par l'autorité publique.*

Art. 18. — A Paris, le préfet de police, et dans les départements, le préfet, ordonneront d'office le placement, dans un établissement d'aliénés, de toute personne, interdite ou non interdite, dont l'état d'aliénation compromettrait l'ordre public ou la sûreté des personnes. — Les ordres des préfets seront motivés et devront énoncer les circonstances qui les auront rendus nécessaires. Ces ordres, ainsi que ceux qui seront donnés conformément aux articles 19, 20, 21 et 23, seront inscrits sur un registre semblable à celui qui est prescrit par l'article 12 ci-dessus, dont toutes les dispositions seront applicables aux individus placés d'office.

Art. 19. — En cas de danger imminent, attesté par le certificat d'un médecin ou par la notoriété publique, les commissaires de police à Paris, et les maires dans les autres communes, ordonneront, à l'égard des personnes atteintes d'aliénation mentale, toutes les mesures provisoires nécessaires, à la charge d'en référer, dans les vingt-quatre heures, au préfet qui statuera sans délai.

Art. 20. — Les chefs, directeurs ou préposés responsables des établissements seront tenus d'adresser aux préfets, dans le premier mois de chaque semestre, un rapport rédigé par le médecin de l'établissement sur l'état de chaque personne qui y sera retenue, sur la nature de sa

maladie et les résultats du traitement. — Le préfet prononcera sur chacune individuellement, ordonnera sa
maintenue dans l'établissement ou sa sortie.

ART. 21. — A l'égard des personnes dont le placement
aura été volontaire, et dans le cas où leur état mental
pourrait compromettre l'ordre public ou la sûreté des
personnes, le préfet pourra, dans les formes tracées par
le deuxième paragraphe de l'article 18, décerner un ordre
spécial, à l'effet d'empêcher qu'elles ne sortent de l'établissement sans son autorisation, si ce n'est pour être placées
dans un autre établissement. — Les chefs, directeurs ou
préposés responsables seront tenus de se conformer à cet
ordre.

ART. 22. — Les procureurs du roi seront informés de
tous les ordres donnés en vertu des articles 18, 19, 20
et 21. — Ces ordres seront notifiés au maire du domicile
des personnes soumises au placement, qui en donnera
immédiatement avis aux familles. — Il en sera rendu
compte au ministre de l'intérieur. — Les diverses notifi-
cations prescrites par le présent article seront faites dans
les formes et délais énoncés en l'article 10.

ART. 23. — Si, dans l'intervalle qui s'écoulera entre
les rapports ordonnés par l'article 20, les médecins
délarent sur le registre tenu en exécution de l'article 12,
que la sortie peut être ordonnée, les chefs, directeurs
ou préposés responsables des établissements, seront
tenus, sous peine d'être poursuivis conformément à
l'article 30 ci-après, d'en référer aussitôt au préfet qui
statuera sans délai.

ART. 24. — Les hospices ou hôpitaux civils seront
tenus de recevoir provisoirement les personnes qui leur
seront adressées en vertu des articles 18 et 19, jusqu'à

ce qu'elles soient dirigées sur l'établissement spécial
destiné à les recevoir, aux termes de l'article 1er, où
pendant le trajet qu'elles feront pour s'y rendre. — Dans
toutes les communes où il existe des hospices ou hôpitaux,
les aliénés ne pourront être déposés ailleurs que dans
ces hospices ou hôpitaux. Dans les lieux où il n'en existe
pas, les maires devront pourvoir à leur logement, soit
dans une hôtellerie, soit dans un local loué à cet effet. —
Dans aucun cas, les aliénés ne pourront être ni conduits
avec les condamnés ou les prévenus, ni déposés dans une
prison. — Ces dispositions sont applicables à tous les
aliénés dirigés par l'administration sur un établissement
public ou privé.

. . . .

Section 4. — *Dispositions communes à toutes les personnes
placées dans les établissements d'aliénés.*

ART. 29. — Toute personne placée ou retenue dans un
établissement d'aliénés, son tuteur, si elle est mineure,
son curateur, tout parent ou ami, pourront, à quelque
époque que ce soit, se pourvoir devant le tribunal du lieu
de la situation de l'établissement, qui, après les vérifica-
tions nécessaires, ordonnera, s'il y a lieu, la sortie immédiate. — Les personnes qui auront demandé le placement,
et le procureur du roi, d'office, pourront se pourvoir aux
mêmes fins. — Dans le cas d'interdiction, cette demande
ne pourra être formée que par le tuteur de l'interdit. —
La décision sera rendue sur simple requête, en chambre
du conseil et sans délai ; elle ne sera point motivée. — La
requête, le jugement et les autres actes auxquels la récla-
mation pourrait donner lieu, seront visés pour timbre et
enregistrés en débet. — Aucunes requêtes, aucunes réclamations adressées, soit à l'autorité judiciaire, soit à l'auto-

rité administrative, ne pourront être supprimées ou retenues par les chefs d'établissements, sous les peines portées au titre III ci-après.

ART. 30. — Les chefs, directeurs, ou préposés responsables ne pourront, sous les peines portées par l'article 120 du Code pénal, retenir une personne placée dans un établissement d'aliénés, dès que sa sortie aura été ordonnée par le préfet, aux termes des articles 16, 20 et 23, ou par le tribunal, aux termes de l'article 29, ni lorsque cette personne se trouvera dans les cas énoncés aux articles 13 et 14.

. . . .

ART. 39. — Les actes faits par une personne placée dans un établissement d'aliénés, pendant le temps qu'elle y aura été retenue, sans que son interdiction ait été prononcée ni provoquée, pourront être attaqués pour cause de démence, conformément à l'article 1304 du Code civil. — Les dix ans de l'action en nullité courront, à l'égard de la personne retenue qui aura souscrit ces actes, à dater de la signification qui lui en aura été faite, ou de la connaissance qu'elle en aura eue après sa sortie définitive de la maison d'aliénés ; — et, à l'égard de ses héritiers, à dater de la signification qui leur en aura été faite, ou de la connaissance qu'ils en auront eue, depuis la mort de leur auteur. — Lorsque les dix ans auront commencé de courir contre celui-ci, ils continueront de courir contre les héritiers.

ART. 40. — Le ministère public sera entendu dans toutes les affaires qui intéresseront les personnes placées dans un établissement d'aliénés, lors même qu'elles ne seraient pas interdites.

Titre III — Dispositions générales

Art. 41. — Les contraventions aux dispositions des articles 5, 8, 11, 12 du second paragraphe de l'article 13, des articles 15, 17, 20, 21, et du dernier paragraphe de l'article 29 de la présente loi, et aux règlements rendus en vertu de l'article 6, qui seront commises par les chefs, directeurs ou préposés responsables des établissements publics ou privés d'aliénés, et par les médecins employés dans ces établissements, seront punies de cinq jours à un an, et d'une amende de cinquante francs à trois mille francs, ou de l'une ou de l'autre de ces peines. — Il pourra être fait application de l'article 463 du Code pénal.

On le voit : la loi de 1838 constitue une grande réforme ; à dater d'elle, on peut espérer ne plus voir vagabonder des aliénés dangereux, et les traiter d'une façon plus humaine ; en cela, elle est un progrès admirable. Mais à côté de ce progrès, que d'objections à lui faire ! C'est au point que l'on peut dire aujourd'hui que si, dans un but louable, elle a amélioré notablement le sort des aliénés, elle a consacré, d'une façon définitive, leur spécialisation, leur mise au ban. Aussi, nous insurgeons-nous contre elle, nous qui voulons plus que jamais voir traiter les aliénés selon le droit commun et qui croyons que leur internement légal et difficile, leur sortie plus difficile encore, sont aussi nuisibles à eux-mêmes qu'à leurs familles.

Nous disons que la loi de 1838 est une loi vexatoire : 1° pour l'aliéné : 2° pour sa famille : 3° pour les médecins.

1° Elle est vexatoire pour l'aliéné, par les enquêtes qu'elle prescrit sur son compte, par son maintien forcé dans un milieu propre à aggraver son état s'il est aigu et curable, parce qu'il se trouve en contact de chroniques: par la difficulté de sa sortie, enfin par la réputation imméritée, la honte et la répulsion incompréhensibles qui l'attendent à la sortie, et que consacre la loi. Car il n'est pas exagéré de dire que la loi les consacre en faisant de l'internement une mesure judiciaire.

2° Elle est vexatoire pour la famille de l'aliéné, par la révélation inqualifiable aux autorités et au public de tous les secrets de famille que peuvent dévoiler l'enquête et les certificats médicaux ; on peut se demander ici pourquoi le secret médical, si respecté en ce qui concerne des maladies banales, ne s'étend pas aux aliénés.

3° Enfin elle est vexatoire pour les médecins, par le contrôle incessant qu'elle établit autour de ses assertions, parce qu'elle fait du médecin de l'asile le contrôleur du médecin de la famille et du préfet, du procureur ou du maire les contrôleurs du médecin de l'asile.

La loi de 1838, en faisant de l'assistance des aliénés une affaire de pouvoirs, a fait un faux pas. Elle a eu pour unique but la protection de la société et de l'aliéné; c'est très bien; mais aucun article ne prévoit le traitement médical. Elle empêche dans une grande mesure ce traitement, par l'accumulation dans des maisons fermées de cas disparates et qui se nuisent les uns aux autres, elle l'empêche encore par la difficulté des mises en liberté; elle l'empêche enfin par le surmenage auquel elle soumet le médecin d'un asile ainsi entendu, qui a toujours un minimum de 500 ou 600 malades à traiter seul.

Et c'est en cela que la loi de 1838 va à l'encontre des vœux de Pinel.

Nous ne conserverons donc à cette loi que son caractère de haute humanité, son but louable de préserver l'aliéné et la société; à ce double titre seulement, elle a droit à notre admiration.

CHAPITRE IV

Le Nouveau projet de loi sur les Aliénés.

La loi de 1838 avait constitué une réforme humaine. Préparée par des esprits éclairés, elle avait été partout bien accueillie et même prise pour modèle à l'étranger. Mais on constata vite qu'elle n'était pas parfaite, qu'il y avait des lacunes. Les propositions de réforme commencèrent bientôt. En 1867, le Sénat proposait des modifications ; en 1869, la commission chargée d'examiner la question allait terminer ses travaux lorsque la guerre éclata. En 1870, Gambetta proposa la revision de la loi de 1838, et, en 1872, M. Théophile Roussel. Enfin, en 1881, le gouvernement, voulant « mettre à profit les enseignements d'une expérience de quarante ans et corriger les imperfections de la loi de 1838, donner à notre législation sur les aliénés des compléments rendus nécessaires par les conditions

présentes et les besoins nouveaux de notre
société », institue une commission extra-parle-
mentaire sur le rapport de laquelle, il présente
au Sénat, le 25 novembre 1882, un projet de loi,
dans lequel il apporte à la loi de 1838 des amé-
liorations et des innovations. Deux ans après, le
20 mai 1884. la commission du Sénat chargée
d'examiner le projet rend compte de ses travaux
par la voix de M. Théophile Roussel.

Ce compte-rendu fait l'objet d'un long rapport
très documenté, dont nous allons donner les
considérants :

« Les législateurs de 1838 n'ont pas cherché à
faire une législation complète sur les aliénés. Ils
ont voulu : d'une part, délivrer la société des
maux produits par l'abandon des fous sur la
voie publique ; d'autre part, créer pour ces malheureux, à la place du régime des cachots et des
cabanons. un régime de soins et de traitement
médical dans des établissements spéciaux. A ce
double point de vue, on ne saurait être trop
reconnaissant du puissant effort à l'aide duquel
l'obligation a été imposée à chaque département
d'ouvrir un asile pour recevoir et soigner les
aliénés. Malheureusement. dans leur préoccupation d'établir les bases de ce nouveau service
d'assistance et d'en régler le fonctionnement, les
législateurs de 1838 devaient perdre de vue le

sort des fous qui resteraient dispersés dans les domiciles privés et en dehors des établissements spéciaux. Jusqu'à l'heure présente, rien. dans notre pays. n'a été prévu pour assurer à la personne et aux intérêts des nombreux individus laissés dans ces conditions. la protection qu'ils ne trouvent point dans nos lois générales ».

Le nouveau projet présente des dispositions concernant l'aliéné traité à domicile. En même temps, la commission du Sénat a dû chercher des correctifs au défaut de la loi de 1838, c'est-à-dire à l'insuffisance du système actuel de surveillance des aliénés placés dans les asiles. Elle rend nécessaire l'intervention du pouvoir judiciaire dans le placement des aliénés, crée une commission permanente de surveillance, comme il en existe en Angleterre et en Ecosse, inscrit au budget du Ministère de l'Intérieur un chapitre affecté au service des aliénés et fait participer les aliénés et les établissements d'aliénés aux frais de surveillance du service.

Telles sont les idées générales. Voici maintenant le texte de la loi proposée par la commission du Sénat :

TITRE Ier

DES ÉTABLISSEMENTS D'ALIÉNÉS ET DES ALIÉNÉS TRAITÉS A DOMICILE. — DE LA SURVEILLANCE DU SERVICE DES ALIÉNÉS.

SECTION PREMIÈRE

DES ÉTABLISSEMENTS D'ALIÉNÉS ET DES ALIÉNÉS TRAITÉS A DOMICILE

ARTICLE PREMIER.

Les Etablissements destinés à recevoir les aliénés sont de deux sortes : publics ou privés ; ils sont exclusivement consacrés au traitement de l'aliénation mentale.

Les aliénés réputés incurables, les idiots, les crétins, les épileptiques, peuvent être admis dans ces établissements tant qu'il n'a pas été pourvu à leur placement dans des maisons de refuge, des colonies ou autres établissements appropriés.

L'Etat fera construire un ou plusieurs établissements spéciaux pour l'éducation des jeunes idiots ou crétins et pour le traitement des épileptiques.

ART. 2.

Les établissements publics comprennent les asiles proprement dits et les quartiers spéciaux, dits quartiers d'hospice, annexés aux hôpitaux ou hospices et spécialement affectés aux aliénés.

Ils sont placés sous la direction de l'autorité publique.

Les établissements privés sont placés sous la surveillance de l'autorité publique.

Art. 3.

Chaque département est tenu d'avoir un établissement public d'aliénés ou de traiter avec un établissement public ou privé, soit de ce département, soit d'un autre département.

Les traités passés par les départements, pour le traitement de leurs aliénés indigents, avec un établissement public ou privé, destiné à faire fonction d'asile public, doivent être approuvés par le ministre de l'intérieur, après avis du Comité supérieur.

Deux ou plusieurs départements peuvent créer et entretenir à frais communs un asile public d'aliénés. Les conditions de leur association sont réglées par les délibérations des conseils généraux intéressés, conformément aux articles 89 et 90 de la loi du 10 août 1871.

Il est statué par un décret rendu en conseil d'Etat sur le mode d'administration de l'établissement.

Art. 4.

Les asiles publics sont administrés, sous l'autorité du ministre de l'intérieur et des préfets des départements, par un médecin-directeur responsable.

Ils sont placés sous la surveillance de commissions gratuites composées de cinq membres, dont deux conseillers généraux, élus par l'assemblée départementale, et trois membres choisis par le préfet.

Lorsqu'un département possède plusieurs asiles, un décret du Président de la République peut les placer sous la surveillance d'une seule et même commission.

Le même décret fixe le nombre des membres de cette commission et détermine les conditions du roulement.

Les quartiers spéciaux annexés aux hôpitaux ou hospices sont administrés par les commissions administratives de ces établissements. Ils sont assimilés aux asiles publics en tout ce qui concerne la direction médicale, le traitement et la surveillance des aliénés.

Cette partie du service est confiée à un médecin en chef préposé responsable.

Le Ministre peut, après avoir pris l'avis du conseil supérieur des aliénés, institué en vertu de l'article 15 ci-après, ordonner la disjonction des fonctions de médecin en chef et de directeur d'un asile public, ainsi que celles de médecin en chef et de préposé responsable d'un quartier d'hospice.

ART. 5.

Les asiles privés faisant fonction d'asiles publics sont placés, pour tout ce qui concerne le régime des aliénés, et l'exécution des règlements relatifs à ces asiles et des traités passés entre eux et les départements, sous le contrôle d'une commission constituée conformément aux dispositions du § 2 de l'article précédent.

Dans tous les cas prévus par les règlements d'administration faits en exécution de la présente loi, un décret du Président de la République peut suspendre le directeur d'un asile privé faisant fonction d'asile public et instituer un régisseur provisoire qui administre l'asile aux lieu et place du directeur suspendu, fait observer les lois et règlements et exécute les traités existants.

Le fonctionnaire chargé de la régie conserve tous ses droits à l'avancement et à la retraite.

Cette régie provisoire ne peut avoir une durée de plus de six mois.

Art. 6.

L'article 6 réglemente la nomination des divers fonctionnaires des asiles.

Art. 7.

..... Nul ne peut soigner un aliéné dans les conditions prévues aux paragraphes précédents sans qu'il en ait fait, dans le délai d'un mois à partir de la mise en traitement de la personne malade, la déclaration au procureur de la République de l'arrondissement du domicile de cette personne.

Art. 8.

Lorsqu'un aliéné est traité dans son domicile ou dans le domicile de son tuteur, de son conjoint ou de l'un de ses proches parents, et que la nécessité de le tenir enfermé a duré trois mois, le tuteur, conjoint ou parent qui préside au traitement est tenu d'en faire, par écrit, la déclaration au Procureur de la République de l'arrondissement de son domicile.

Il est joint à cette déclaration un rapport dressé par un docteur en médecine conformément aux prescriptions du § 5 de l'art. 16 de la présente loi.

Le Procureur de la République, après avoir transmis ces pièces au secrétariat de la Commission permanente des aliénés et pris l'avis de cette commission, peut, tant qu'il n'aura pas jugé nécessaire de recourir aux moyens de surveillance établis par la présente loi, décider que le tuteur, conjoint ou parent qui fait traiter un aliéné dans les conditions ci-dessus, est tenu seulement d'envoyer un nouveau rapport médical à des intervalles déterminés et qui ne pourront pas dépasser trois mois.

5

Art. 9.

L'article 9 laisse à des règlements d'administration publique le soin de déterminer : les attributions des commissions de surveillance, les conditions d'organisation et de fonctionnement des asiles et quartiers d'aliénés, les frais de surveillance, les bases générales du concours des communes aux dépenses des indigents, les conditions de recrutement, d'avancement et de retraite des gardiens.

Art. 10.

Les règlements intérieurs des établissements publics et privés sont soumis à l'approbation du ministre de l'intérieur.

SECTION II

DE LA SURVEILLANCE DU SERVICE DES ALIÉNÉS

Art. 11

Il est institué, dans chaque département, une commission permanente des aliénés, composée comme il suit :

Un juge du tribunal civil du chef-lieu où la commission a son siège, élu par le tribunal en assemblée générale ;

Un membre de la commission départementale du Conseil général, élu par cette commission ;

Un membre du Conseil de préfecture, nommé par le Préfet ;

Un membre ou ancien membre du Conseil de discipline des avocats à la Cour d'appel ou au Tribunal civil du chef-lieu où la commission a son siège ;

Un avoué ou ancien avoué, désigné par la chambre des avoués ;

Un notaire ou ancien notaire, désigné par la chambre des notaires ;

Un docteur en médecine, nommé par le ministre de l'intérieur sur une liste de présentation dressée par le Comité-supérieur des aliénés et comprenant des candidats pris, pour les trois quarts, parmi les médecins en chef ou adjoints des asiles ou parmi ceux qui ont subi le concours public mentionné à l'art. 6.

Ce dernier membre est le secrétaire de la commission. Il est chargé de la tenue de ses archives.

. . . .

La commission a son siège à la préfecture ou à la sous-préfecture. Elle nomme son président. Elle tient un répertoire de tous les aliénés de sa circonscription.

Tous les documents concernant les aliénés, adressés à l'autorité administrative ou à l'autorité judiciaire sont communiqués au secrétariat et déposés dans ses archives.

Ces archives sont secrètes ainsi que les délibérations de la commission.

Les membres de la commission permanente, à l'exception du médecin secrétaire, sont nommés pour quatre ans. Ils sont renouvelables, par quart, chaque année.

ART. 12.

La commission permanente des aliénés a pour, mission, indépendamment des attributions spéciales qui lui sont conférées par les articles 12, 20, 25, 33, 36, 54 et 55 de la présente loi, de visiter ou faire visiter par son secrétaire, accompagné d'un autre de ses membres, une fois au moins tous les trois mois, les aliénés placés dans les établissements publics ou privés de sa circonscription, ainsi que chaque aliéné traité dans les conditions mentionnées au § 2 de l'article 7 de cette loi, de donner son avis sur toutes les questions relatives aux aliénés de sa circonscription, en ce qui concerne la protection de leurs personnes et la défense de leurs intérêts, leur placement et leur maintenue dans les asiles publics et privés, leur sortie de ces asiles et leur patronage après la sortie ; leur séjour et les soins dont ils sont l'objet dans les quartiers ou locaux d'observation et le dépôt établis en dehors des asiles, ou dans des domiciles privés.

Les membres de la commission chargés des visites doivent, outre l'examen de la personne aliénée ou présumée telle, recevoir les réclamations des personnes intéressées et prendre tous les renseignements propres à établir la situation de chaque personne aliénée ou supposée telle ; ils consignent sur le registre de l'établissement visité par eux les observations qu'ils jugent convenables ; ils font un rapport à la commission sur chaque personne visitée.

Un rapport sur l'ensemble du service des aliénés est rédigé chaque année par la commission, adressé au préfet avant le 1ᵉʳ février, et transmis par ce dernier, avec ses observations, au ministre de l'intérieur.

Le secrétaire de la commission reçoit un traitement de l'Etat.

ART. 13.

Le préfet du département est tenu de visiter, une fois au moins chaque année, les établissements publics ou privés situés dans le département ; le président du tribunal et le procureur de la République de l'arrondissement, le juge de paix du canton, le maire de la commune où est situé l'établissement public ou privé, peuvent visiter ledit établissement, lorsqu'ils le jugent convenable.

Art. 14.

L'article 14 institue les inspecteurs généraux du service des aliénés.

Art. 15.

L'article 15 constitue le comité supérieur des aliénés, dans lequel entrent deux professeurs de Faculté de médecine et les inspecteurs généraux du service des aliénés. Il indique les attributions générales de ce comité supérieur.

TITRE II

DES PLACEMENTS FAITS DANS LES ÉTABLISSEMENTS D'ALIÉNÉS

SECTION I

DES PLACEMENTS FAITS SUR LA DEMANDE DES PARTICULIERS OU PLACEMENTS DITS VOLONTAIRES

Art. 16.

Les chefs responsables des établissements publics et privés consacrés aux aliénés ne peuvent recevoir une personne présentée comme atteinte d'aliénation mentale, s'il ne leur est remis :

1° Une demande d'admission contenant les nom, profes-

sion, âge et domicile, tant de la personne qui la forme que
de celle dont le placement est réclamé et l'indication du
degré de parenté, ou à défaut, de la nature des relations
qui existent entre elles. La demande est écrite et signée
par celui qui la forme ; elle est visée par le juge de paix,
le maire ou le commissaire de police. En cas d'urgence, le
visa n'est exigible que dans les quarante-huit heures de
l'admission. Si l'auteur de la demande ne sait pas écrire,
celle-ci est reçue par le fonctionnaire dont le visa est
réclamé, qui en donne acte. Si la demande est formée par
le tuteur d'un interdit, il doit fournir à l'appui, dans le
délai de quinze jours, un extrait du jugement d'interdiction et un extrait de la délibération du conseil de famille
prise en vertu de l'art. 510 du Code civil.

2° Un rapport, au procureur de la République sur l'état
mental de la personne à placer, signé d'un docteur en
médecine. Ce rapport doit être circonstancié ; il doit indiquer notamment : la date de la dernière visite faite au
malade par le signataire, sans que cette date puisse remonter à plus de huit jours ; les symptômes observés et les
preuves de folie constatées personnellement par le signataire ; les phases de la maladie ainsi que les motifs d'où
résulte la nécessité de faire traiter le malade dans un établissement d'aliénés et de l'y tenir enfermé. Ce rapport ne
peut être admis s'il a été dressé plus de huit jours avant
la remise au chef responsable de l'établissement ; s'il est
l'œuvre d'un médecin attaché à l'établissement à un titre
quelconque, ou si l'auteur est parent ou allié au second
degré inclusivement du chef responsable ou du proprié-
taire de l'établissement ou des médecins qui y sont atta-
chés, ou de la personne qui fait effectuer le placement, ou
de la personne à placer.

En cas d'urgence, l'admission peut avoir lieu sur la présentation d'un rapport médical sommaire ; mais le méde-

cin certificateur doit, dans le délai de deux jours, produire un rapport détaillé, conformément aux dispositions ci-dessus sous l'une des peines portées à l'article 67 ci-après.

3° L'acte de naissance ou de mariage de la personne à placer ou toute autre pièce propre à établir l'identité de cette personne.

Les pièces qui ne rempliraient pas les conditions ci-dessus doivent être rectifiées ou complétées dans un délai de quinze jours, sur la demande du directeur de l'établissement ou sur celle de la commission permanente.

ART. 17.

Lorsque les formalités nécessaires pour le placement d'une personne dans un établissement d'aliénés auront été remplies, si cette personne s'oppose par la force à son transport dans cet établissement, le maire ou le commissaire de police doit être requis d'assurer ce transport. Le fonctionnaire ainsi requis doit faire procéder à l'exécution du placement en prenant les précautions voulues pour éviter les accidents. Il dresse un procès-verbal des faits et le transmet, dans les vingt-quatre heures, au procureur de la République.

..... Il est procédé de même dans le cas de réintégration après évasion prévu par l'article 53, ci-après.

ART. 18.

Toute personne majeure qui, ayant conscience de son état d'aliénation mentale, demande à être placée dans un établissement d'aliénés, peut y être admise sans les formalités de l'article 16. Une demande signée par elle est suffisante...

Art. 19.

Concerne les aliénés de nationalité étrangère.

Art. 20.

Les personnes admises dans les établissements d'aliénés conformément aux dispositions des articles précédents, ne le sont qu'à titre provisoire et sont en conséquence placées dans un quartier d'observation. Elles y sont maintenues autant que les exigences du traitement le permettent. Si le médecin, avant la décision de la Chambre du conseil, les fait passer dans un autre quartier, il doit indiquer la date et les motifs de ce changement sur le registre prescrit par l'article 23.

Dans les vingt-quatre heures qui suivent l'admission, le directeur de l'établissement adresse le bulletin d'entrée du malade, accompagné de la copie de la demande d'admission, du rapport prescrit à l'article 16, du certificat du médecin de l'établissement, dit certificat de vingt-quatre heures : 1º au préfet, qui transmet sur-le-champ ces pièces au secrétariat de la commission permanente ; 2º au procureur de la République de l'arrondissement du domicile de la personne placée ; 3º au procureur de la République de l'arrondissement où l'établissement est situé.

Dans les cinq jours de la réception de ces pièces, deux membres de la commission permanente, dont l'un est toujours le médecin-secrétaire, doivent visiter la personne placée.

Dans le même délai, le procureur de la République de l'arrondissement où l'asile est situé, ou le juge de paix délégué par lui, est tenu de se rendre dans l'asile et d'y interroger la personne placée.

S'il le juge nécessaire, il se fait assister d'un médecin choisi par lui et procède ou fait procéder, au domicile de cette personne, à une enquête sur sa situation de famille et ses antécédents, ainsi que sur les circonstances d'où est résultée la nécessité du placement.

Quinze jours après ce placement, il est adressé au procureur de la République un nouveau rapport du médecin de l'asile. Ce rapport confirme ou rectifie, s'il y a lieu, les observations contenues dans le certificat de vingt-quatre heures, en indiquant la nature et la marche des accès ou des actes de démence.

ART. 21.

Aussitôt après l'accomplissement des formalités prescrites à l'article précédent, le procureur de la République adresse ses réquisitions écrites, avec les rapports médicaux de vingt-quatre heures et de quinzaine et l'avis de la commission permanente, au tribunal de l'arrondissement où l'asile est situé. *Le tribunal statue d'urgence, en chambre du conseil, sur la maintenue ou la sortie de la personne placée.*

La décision de la chambre du conseil est notifiée sur-le-champ au préfet et au chef responsable de l'établissement.

ART. 22.

Concerne les transfèrements d'un établissement dans un autre.

ART. 23.

Concerne le registre établi par l'article 12 de la loi de 1838 : aucune modification.

ART. 24.

Reproduction de l'article 13 de la loi de 1838.

ART. 25.

Reproduction de l'article 14 de la loi de 1838. Il est ajouté que la sortie de l'aliéné peut être requise par une personne quelconque *agréée* par le tribunal.

ART. 26.

Le même que l'article 15 de la loi de 1838.

ART. 27.

Le même que l'article 16. Il est ajouté que l'ordre du préfet relatif à la sortie de l'aliéné est notifié à la personne qui a signé la demande d'admission et au chef responsable de l'asile, lesquels peuvent former opposition. L'opposition est jugée par le tribunal civil en chambre de conseil.

ART. 28.

Le même que l'article 17 de la loi de 1838.

SECTION II

DES PLACEMENTS ORDONNÉS PAR L'AUTORITÉ PUBLIQUE

Les articles contenus dans cette section sont la reproduction des articles 18 à 24 de la loi de 1838.

SECTION III

Les articles de cette section (art. 38 à 42) se rapportent aux condamnés devenus aliénés, aux aliénés criminels, aux inculpés présumés aliénés et soumis à une expertise médico-légale. La loi fonde un ou plusieurs asiles spéciaux pour les aliénés dits criminels.

SECTION IV

Les articles de cette section se rapportent aux dépenses et recettes du service des aliénés, avec cette addition importante que « les recettes et les dépenses des quartiers d'hospice affectés aux aliénés sont l'objet d'une section distincte dans le budget de l'hôpital dont ils font partie, et le produit de leur recette doit leur être intégralement réservé. »

SECTION V

Dans cette section sont établies les dispositions communes à toutes les personnes placées dans les établissements d'aliénés. Elles sont sensiblement les mêmes que celles prévues par la loi de 1838 (art. 29 et suivants).

Dans l'art. 51, les médecins des établissements peuvent, à titre d'essai, autoriser, après avis de la commission permanente, la sortie des malades pour la durée d'un mois.

Enfin, l'art. 66 porte que « les décisions ou jugements de la chambre du conseil rendus en vertu de la présente loi *ne sont pas susceptibles d'appel.* »

TITRES III et IV

Le titre III concerne les pénalités et le titre IV porte abrogation de la loi de 1838, sauf pour celles de ses dispositions qui ne sont pas contraires à la présente loi jusqu'à la promulgation des règlements d'administration publiques mentionnés à l'art. 9.

Tel est ce fameux projet de loi qui, proposé après mûre réflexion par le gouvernement, élaboré à grand'peine par la commission du Sénat, devait apporter d'heureuses modifications à la loi de 1838 si souvent battue en brèche. La simple comparaison des deux lois peut nous faire apprécier la valeur de ces modifications.

D'une façon générale, si nous en exceptons quelques innovations heureuses, en ce qui concerne les aliénés traités à domicile, la création d'asiles d'aliénés criminels et d'établissements spéciaux pour les idiots et les crétins, nous constatons avec peine que ce projet, peu soucieux en somme du traitement des aliénés et de leur position matérielle, consacre d'une manière encore beaucoup plus absolue leur spécialisation, leur mise au ban de la société. Il est, dans toute la force du terme, une loi d'exception, et tandis que tous les aliénistes actuels réclament sur tous les

tons l'identification des fous aux malades ordinaires et leur traitement rationnel par leur hospitalisation facile, il hérisse d'une quantité de difficultés nouvelles cette assistance déjà trop spéciale,
il consacre ce sentiment de honte et de répulsion
qui s'attache à l'internement d'un aliéné, en faisant de lui un sujet relevable uniquement et *sans
appel* d'un cour de justice ! Outre les formalités
nouvelles que l'article 20 impose au directeur de
l'asile (envoi du dossier de l'aliéné au Préfet et à
deux Procureurs de la République) et qui parais-
sent uniquement destinées à rendre plus publique
la séquestration, le nouveau projet de loi enjoint
à deux membres de la commission permanente,
au procureur, au juge de paix, à un médecin
étranger au besoin, de visiter et d'interroger
l'aliéné, de contrôler ainsi le certificat de vingt-
quatre heures de médecin de l'asile. Il fait mieux,
le nouveau projet de loi : après l'accomplissement
de ces formalités qui, vexantes pour le médecin
de l'asile, sont préjudiciables à l'aliéné, il fait
transmettre, par le Procureur, le dossier de celui
qu'il a mis en simple *prévention d'asile*, au tribunal. Et c'est le tribunal qui statue d'urgence, en
chambre du conseil, sur la maintenue ou la sortie
de la personne placée (art. 21). De telle sorte que
c'est le tribunal seul qui prononce la séquestration, et cela *sans appel* (art. 66). Le médecin ne

compte guère : on lui demande son avis, ou plutôt un rapport sur ce qu'il a constaté, sans appréciation ; mais ce sont des juges qui prononcent
sur les suites à donner et sur les dangers que
peut offrir un aliéné : comme si tous les aliénés
n'étaient pas dangereux ; comme si le diagnostic
d'une maladie mentale se faisait d'après la vio-
lence des actes d'un individu ou l'appréciation
vulgaire de symptômes morbides souvent si difficiles à percevoir ; comme si, enfin, le diagnostic
d'un état de folie, que nous voudrions ne plus
voir une honte pour les familles, ne devait pas
devenir, par une consécration judiciaire, une
honte encore plus grande !

Les législateurs, en France d'abord, puis dans
les pays étrangers, à l'imitation de la France,
s'étaient plutôt préoccupés d'exercer une surveillance constante sur les aliénés internés, que d'opposer à leur entrée des difficultés inutiles. Les
promoteurs de la nouvelle loi s'efforcent au contraire, de multiplier ces difficultés, « dans la
crainte de voir séquestrer comme aliénés des
gens sains d'esprit » (1).

Nous laissons la parole à M. J. Falret : « Que
dire du projet de soumettre le jugement de tous
les cas d'aliénation mentale au tribunal lui-même ?

(1) J. Falret. — *Les Aliénés et les Asiles d'Aliénés*, 1890.

Et d'abord, ces séances seraient-elles secrètes ou publiques? Si elles sont secrètes, le tribunal ne sera en réalité qu'une commission, et on pourra toujours l'accuser de partialité ou de complaisance. Si elles sont publiques, les familles seront obligées de dérouler devant tout le monde leurs secrets les plus intimes, et que deviendra le secret médical lui-même? Mais ces difficultés ne sont que le prélude d'autres plus graves encore. Le tribunal ne pourrait prononcer que sur enquête et sur la présentation de la personne aliénée. Or, quelles sont les familles qui oseraient affronter de pareilles exhibitions? Et puis, sait-on bien quel serait le nombre de ces enquêtes? A Paris, par exemple, le nombre des aliénés séquestrés est d'environ 3000 par an, ce qui établit une moyenne de 10 aliénés par jour. Quel est donc le tribunal qui pourrait suffire à une pareille mission? Du reste, pour faire l'enquête, on devrait entendre les témoins, interroger publiquement les familles, et dévoiler ainsi les détails les plus intimes !.... De tous ces faits nous concluons, avec Stephan Senhert (Des Aliénés. Lettre à un député. Paris, 1869) : Le moyen proposé de soumettre tous les aliénés à l'examen préalable du tribunal est, à tous les points de vue, complètement inadmissible, et la loi de 1838 a su garder la juste mesure entre le secret absolu et une légitime publicité, en réservant au tribunal le véritable rôle qui lui appartient, comme tribunal d'appel et non comme jury de placement » (1).

Sans doute, la loi de 1838 paraît garder une juste mesure entre le secret absolu et une légitime publicité ; mais au lieu de l'autorité du tribunal, elle établit l'autorité préfectorale et l'autorité judiciaire dans la personne du procureur de la République. L'un et l'autre, préfet et procureur, disposent, malgré les médecins au besoin, de la liberté des aliénés. Sans doute, en fait, cette autorité ne se manifeste guère, et les exemples sont rares de préfets ayant passé outre aux observations des médecins d'asiles sur les séquestrations ; mais ils ont le droit de le faire, et s'il ne le font jamais, à quoi bon établir des lois pour les y autoriser ? Et si nous démontrons qu'il n'y a lieu, dans le traitement des aliénés, ni de garder le secret absolu, ni de les livrer à la publicité, la conclusion sera que dans le choix de la loi la plus juste et la plus sûre, le meilleur parti c'est encore de n'en pas avoir ; c'est de considérer d'une façon définitive les aliénés comme des malades et non comme des criminels ; c'est d'étendre dans la plus large mesure les facilités de traitement, d'entrée et de sortie dans les hôpitaux, de façon que des

(1). Jules Falret. — *Op. cit.*

fous n'étant plus un objet de répulsion et de crainte, d'exception en même temps et de honte, les familles n'hésitent plus à les confier aux médecins dès la première alerte, et ceux-ci puissent, librement et à temps, instituer un traitement convenable. Ces considérations feront l'objet du chapitre suivant.

D'ailleurs, ce n'est pas tout. Et si la plus grave objection que l'on puisse faire aux différentes lois ou projets de lois est l'inutilité de toutes ces mesures légales et publiques destinées à présider aux séquestrations. il en est une autre aussi importante à notre avis. Les législateurs établissent la nécessité d'enfermer les fous pour préserver la société et pour qu'ils reçoivent le traitement que comporte leur état. Ce traitement sera dirigé par un médecin. Ce médecin est un spécialiste. nommé par concours ; il n'est pas douteux qu'il est à la hauteur de sa tâche. Mais, c'est sur le certificat d'un autre médecin, d'un praticien quelconque que l'aliéné entre à l'asile ; les législateurs se sont-ils demandés où et comment ce praticien a pu acquérir les notions nécessaires à l'examen d'un aliéné ? Sans doute. la loi tient peu de compte de ce certificat médical. il n'est qu'une formalité banale ; en réalité. c'est le tribunal qui fait le diagnostic et décide sur les suites qu'il comporte. Mais ne vaudrait-il pas mieux qu'il en fût autrement ? Et puisque le nouveau projet de loi prévoit les cas d'aliénés traités dans les familles, n'y avait-il pas lieu de se demander si leur médecin ordinaire pouvait se charger de ce traitement ? Cette question eût amené le législateur à reconnaître que s'il y a une science mentale, elle n'existe que pour quelques-uns ; que la très grande majorité des médecins, tous les praticiens, ignorent à peu près complètement cette branche importante de leur science ; que, par suite, si on veut leur livrer des aliénés et si on exige d'eux des certificats, il faut leur assurer les moyens d'acquérir les connaissances nécessaires. Or, pour acquérir ces notions, il faut un enseignement. Cet enseignement est passé sous silence dans nos lois, il est inconnu ; bien au contraire, la loi arrache d'une façon définive le malade au médecin.

Telle est la seconde grande lacune, commune à toutes les lois. Il existe, il est vrai, des chaires de clinique pour les maladies mentales. Mais les titulaires de ces chaires n'ont pas le droit d'avoir des malades. Et il en résulte que de tous les médecins appelés à pratiquer, il en est un nombre infime qui possède les notions suffisantes pour traiter les aliénés. De là découlent comme conséquences : l'extension rapide des cas aigus qui pourraient être évités dans une certaine mesure par la prophylaxie ; la plus grande répulsion ins-

pirée par des malades qui ne peuvent être traités
par le médecin ordinaire : enfin. les dangers mul-
tiples résultant de l'incurie dont sont victimes
tous les aliénés avant d'être reconnus publiquement comme tels.

CHAPITRE V

D'une autre façon de comprendre la Psychiâtrie.

Nous sommes tellement pénétrés encore aujourd'hui de cette idée que les aliénés constituent une catégorie spéciale de malades et qu'il n'est pas possible de les traiter comme tous les autres, qu'il nous semble qu'ils doivent faire l'objet de mesures d'exception. D'autre part, on a mené tant de bruit autour de certaines affaires de séquestrations arbitraires que, depuis un siècle, nous ne paraissons avoir eu, en France, d'autre préoccupation que celle de prévenir ces abus de pouvoir et d'élaborer des lois qui entourent l'aliéné de tant de garanties, qu'il semble décidément un être indigne de figurer aux rangs de la société. Ce fut, nous l'avons vu, la grande pensée dominante des législateurs de 1838 ; sans doute, ils ne remédièrent pas convenablement à cet écueil, car nous voyons ceux de 1884 essayer de rendre encore plus difficiles, en les entourant de formalités nouvelles, les conditions d'admission dans les asiles.

D'une part, la loi oblige les familles à interner les fous ; nous ne parlons pas, en effet, de cette faculté qui est laissée de traiter, sous contrôle, les aliénés à domicile, et qui ne peut être profitable qu'aux familles très fortunées et peu soucieuses du qu'en dira-t-on. D'autre part, elle les oblige pour cet internement, à subir les formalités les plus vexantes et les plus indiscrètes. Chacun reconnaît que c'est là un défaut grave ; mais on s'en console en se disant que c'est un mal nécessaire et qu'on ne saurait entourer de trop de sollicitudes les aliénés qui pourraient être détenus trop longtemps ou les simples citoyens que l'on voudrait faire passer pour aliénés. Cette terreur des séquestrations arbitraires nous hante encore et peut-être plus que jamais. Et nul ne paraît songer à se dire que le meilleur moyen d'éviter des séquestrations arbitraires, c'est de ne séquestrer personne. A tel point que si quelqu'un venait dire, en France, que les aliénés peuvent très bien être traités sans passer par les mains des pouvoirs et de la justice, on serait tout disposé à le prendre lui-même pour un déséquilibré.

Cependant, supposons un instant que nous

revenions d'un siècle en arrière, avant la création des asiles d'aliénés. Supposons qu'au lieu d'élaborer de longs règlements pour prévenir les séquestrations arbitraires, nos législateurs se soient dits : Les aliénés sont des malades ; l'organe qui, chez eux, fonctionne d'une façon anormale, entraîne des désordres dans les facultés intellectuelles : cette particularité les rend insociables et dangereux ; ils peuvent ne pas vouloir subir le traitement ; il est nécessaire, dans l'intérêt de la société, de les y obliger. Quelle sera la nature de cette assistance ? Elle sera médicale ou légale, ou les deux à la fois. Et en examinant ce qui pouvait se produire dans les trois hypothèses, ils n'eussent pas manqué de conclure : L'assistance ne peut être purement légale, les juges n'étant pas des cliniciens. Si elle est médicale et légale, nous nous heurtons à cette grande objection que l'immiscion de la loi dans les séquestrations entraîne la nécessité de formalités vexantes, la divulgation de secrets de famille toujours pénible, et nous arriverons à ce résultat que les aliénés seront plus que jamais un sujet de honte et de répulsion dans la société ; enfin, que leurs familles, voulant éviter cette honte, attendront toujours que les circonstances les obligent à prendre un parti douloureux, et que de cette façon, un nombre considérable de fous qui auraient pu bénéficier d'un internement précoce, passeront rapidement d'un état aigü et curable à un état chronique et désespéré.

Reste l'assistance purement médicale, c'est-à-dire le mode de traitement qui consisterait à confier les aliénés aux seuls médecins. Et ici, les législateurs eussent poussé de hauts cris. Que faire dans le cas, et ce cas est fréquent, où l'aliéné refuse tout traitement ? Doit-on le laisser errer et nuire à ses semblables ? N'est-il pas de l'intérêt de tous de le conduire de force à l'asile ? La société réclame une loi qui la mette à l'abri des fous ; de notre côté nous voulons garantir les fous des abus des séquestrations.

Rien ne paraît plus juste que cette prétention ; mais deux arguments peuvent la réfuter : d'abord, si beaucoup d'aliénés, qui se rendent compte de leur état, refusent de se soumettre au traitement spécial, n'est-ce pas précisément parce que l'on a inventé ce traitement spécial ? Et qui ne voudra convenir que si les fous étaient traités tout bonnement comme le sont aujourd'hui les gens atteints de la rage et qui sont conduits à l'Institut Pasteur, sans mesures légales, on verrait un grand nombre d'entre eux venir se soumettre aux aliénistes dès qu'ils ressentiraient un trouble dans leurs fonctions intellectuelles ? Quant aux autres, aux aliénés qui s'ignorent eux-mêmes, et

c'est évidemment le plus grand nombre, ne pour-
rait-on songer, au lieu de les envoyer dans des
façons de forteresses à allures de prisons, où il
y a des garde-chiourmes et d'énormes serrures,
à les mettre en traitement dans des hôpitaux
ordinaires, ou même, si l'on veut, dans des hôpitaux à eux destinés, mais qui renfermeraient
d'autres malades ?

Leur surveillance ne pourrait-elle s'exercer
dans un hôpital ordinaire, et voit-on les malades
traités dans ces hôpitaux sortir et rentrer à leur
gré ? Et des maisons de santé d'ordre privé, où la
maison d'habitation ressemble à un château
confortable, les malades s'évaderaient-ils davantage si la loi n'intervenait pas dans leur admission ?

Les législateurs qui ont élaboré la loi de 1838
et ceux qui depuis ont essayé de la réformer en
accentuant ses imperfections, auraient pu se dire
tout cela. Et ils auraient abouti à ces conclusions :
Il est juste que la société n'ait plus à redouter les
actes des insensés. Ces insensés sont des malades,
nous disent les médecins ; nous allons les leur
confier. Il sera ordonné à tout établissement
hospitalier d'avoir un service organisé de façon à
les traiter. Tout individu qui se croira malade
aura le droit d'y entrer, aux frais de sa commune
au besoin, ou à ceux de l'hôpital. Tout médecin

aura le droit de réclamer l'internement de tel de ses malades qu'il jugera dangereux. Les internements, même forcés, n'auront aucune nature vexatoire, ne donneront lieu à aucune enquête policière dans la famille ; les sorties auront lieu sur un simple avis du médecin traitant.

Quels seraient les résultats de cette façon de comprendre l'assistance des aliénés ? Il y aurait des avantages et des inconvénients ; essayons d'établir le parallèle.

Les avantages seraient :

1º Traitement rapide et certain de tout individu présentant les plus légers troubles des facultés intellectuelles ;

2º Susceptibilité légitime des familles. à l'égard des vexations de la loi, évitée ; d'où disparition de l'horreur qu'inspirent les asiles ;

3º Disparition de l'idée que les asiles sont des maisons de détention plutôt que des lieux de traitement, idée jusqu'à un certain point très fondée ;

4º Séquestrations arbitraires évitées, puisqu'il n'y aurait plus de personnes séquestrées ;

5º Admissions plus nombreuses en rapport inverse des difficultés de l'entrée ; diminution correspondante du nombre des crimes, des méfaits et des suicides dus à l'aliénation. mentale non traitée ;

6° Relèvement moral du médecin, que la loi de 1838 et le nouveau projet de loi suspectent trop effrontément de canaillerie ;

7° Recrutement facile et en tout lieu de malades mentaux pouvant servir à l'enseignement de la psychiâtrie. ce point de vue ayant été absolument laissé de côté par nos lois.

En regard de ces avantages, nous ne trouvons que deux inconvénients sérieux :

1° La crainte que tous les fous ne soient pas enfermés. puisque la loi ne pourrait les conserver dans les asiles :

2° Que l'introduction d'aliénés dans des hôpitaux ordinaires ne soit nuisible au bon fonctionnement des autres services.

Il serait facile de remédier à ces deux inconvénients. En ce qui concerne le premier. il suffirait qu'une loi ordonnât à tout individu suspect d'aliénation mentale après examen médical, d'aller se soumettre au traitement de tel ou tel service, absolument comme les personnes qui sont suspectes d'hydrophobie.

Quant au second inconvénient, ne serait-il pas de la plus grande simplicité d'installer, dans chaque hôpital, un service de maladies mentales, auxquelles on adjoindrait les maladies nerveuses, pour ménager encore la susceptibité des familles?

Donc, en regard de tous les avantages que

nous avons énumérés, et dont quelques-uns sont incalculables, nous ne trouvons que des inconvénients insignifiants et faciles à éliminer.

Certes, ce serait là une réforme grave et difficile à faire accepter dans notre pays. Mais, si l'on voulait bien se donner la peine d'examiner ce qui se passe dans certains pays étrangers, dont l'un, l'Allemagne, nous égale bien en civilisation, on pourrait voir que ce système est appliqué sur une grande échelle, au grand bénéfice de tout le monde.

M. le professeur Rémond, qui a visité les principales cliniques psychiâtriques allemandes et qui a bien voulu nous communiquer ses observations, en a rapporté les renseignements suivants :

« A Strasbourg, les malades qui se présentent à la clinique psychiatrique bénéficient d'abord, au point de vue moral, de ce fait que la clinique porte le nom de *Maladies nerveuses et mentales*. Cette dénomination n'effraie pas les familles et permet aux malades de venir prendre quelquefois deux ou trois consultations, avant d'entrer dans le service. Cette entrée se fait sans aucune formalité de la part du patient, sans certificat. Le médecin avertit simplement la direction de l'hôpital qui, à son tour, notifie l'entrée du malade au procureur. Tous les malades intéressants pour l'enseignement sont reçus. S'ils ne peuvent payer les frais complets du traitement, et s'ils sont étrangers à la commune, le professeur a le droit de prélever. sur un crédit de 22.000 marks qu'il a à sa disposition pour ce faire. les frais de séjour du sujet qu'il désire étudier...

« A Halle. la clinique du professeur Hitzig est l'application de système de no-restraint absolu tel que Conolly en avait déjà démontré l'extrême nécessité en 1835 en Angleterre. Cette conception se réflète dans les dispositions de Halle. qui répond aux formules suivantes : 1" Elle doit être une école propre à former des médecins. des infirmiers et des administrateurs qui sachent adapter les locaux aux exigences du traitement et elle doit mettre ainsi les générations à venir à l'abri des erreurs dont sont victimes les générations d'aujourd'hui ; 2° la clinique doit également servir à mettre les malades dans les conditions qui s'adaptent le mieux à leur état et permettre de leur appliquer tous les remèdes utiles au moment précis où le besoin s'en fait sentir.

« A Leipzig. dans la clinique du professeur Flechsig. les malades entrent sans aucune formalité. comme dans un hôpital ordinaire. Ils sont soignés. sortent librement s'ils sont guéris, vont au contraire à l'asile. accompagnés d'un certificat médical, si leur affection passe à l'état chronique...

« A Berlin, dans la section des tranquilles,

nous rencontrons, comme dans les autres services, des malades qui sont au moins autant des
nerveux que des aliénés. Cette promiscuité ne
nous a paru, nulle part, avoir des inconvénients. » (1).

Pourquoi donc, ce qui se fait sans inconvénients en Allemagne ne pourrait-il se faire en
France ? Ainsi disparaîtraient la terreur qu'ins-
pire l'asile, la prolongation souvent inutile du
séjour de certains aliénés qui bénéficieraient d'une
sortie précoce. Par ce moyen encore on acquer-
rait la possibilité de soigner les fous d'une façon
rationnelle au lieu de les détenir simplement ; on
éviterait les séquestrations arbitraires et des lois
ne seraient plus nécessaires pour les empêcher.
Enfin, on pourrait organiser l'enseignement de
la psychiâtrie : car, si, en théorie, cet enseignement existe en France, en fait, il n'est pas possible
de le donner. Par l'obligation qu'elle impose d'interner tous les aliénés dans des asiles où il n'y a
pas de chaires de cliniques, la loi de 1838 rend
illusoire cet enseignement et c'est ainsi que les
générations se forment de médecins absolument
étrangers à cette branche si importante de leur
science.

(1) Rémond. Les Cliniques psychiâtriques en Allemagne et à Toulouse (Toulouse 1898).

CHAPITRE VI

CONCLUSIONS

1° La science mentale a été fondée par Hippocrate, qui, le premier, a fait de l'aliénation une maladie du cerveau.

2° Après Hippocrate. si l'on en excepte quelques-uns de ses successeurs, la science mentale tombe progressivement dans le domaine du surnaturel et pendant de longs siècles, les fous sont livrés aux prêtres, aux sorciers et aux prisons. Cette longue période de plusieurs siècles correspond aux époques de suprématie de l'Eglise, dont l'autorité reposait sur les croyances au merveilleux et la négation de la science.

3° A mesure que les peuples s'affranchissent de l'autorité religieuse en matière de science, on voit

la psychiâtrie se fonder sur les bases de l'observation clinique et de l'interprétation anatomique.

4º Ce mouvement aboutit aux revendications
de Pinel, qui, en délivrant les fous de leurs chaînes
et des cabanons, fut la cause de la réforme du
régime des aliénés et de leur assistance actuelle.

5º L'assistance des aliénés, en France, règle-
mentée par la loi de 1838 est défectueuse :

a) La loi de 1838 s'attache trop à la protection
de la société et néglige l'assistance médicale.

b) Elle consacre des mesures d'exception trop
rigoureuses pour les aliénés et vexatoires pour
leurs familles.

c) Elle ne respecte pas l'honorabilité des médecins, en établissant le contrôle de leurs certificats
par les pouvoirs.

d) Elle ne prévoit pas le traitement des aliénés
dans leurs familles.

6º Les mêmes reproches sont encore plus applicables au nouveau projet de loi de 1884, sauf le
dernier.

7º Il est essentiel que les aliénés soient confiés
aux médecins et que l'on augmente encore, au

lieu d'essayer de la ruiner, la confiance qui leur est dûe.

8° Toute loi qui rend difficiles l'entrée dans les asiles et la sortie de ces établissements des aliénés est préjudiciable :

a) Aux aliénés, parce qu'elle empêche un grand nombre d'entre eux de recevoir les soins nécessaires ; qu'elle favorise la transformation de cas aigus et curables en cas chroniques et désespérés : et qu'elle accumule un trop grand nombre de malades sous les ordres d'un nombre insuffisant de médecins.

b) Aux familles, en perpétuant par les formalités judiciaires, les sentiments de honte et de répulsion dont sont victimes les aliénés :

c) A l'enseignement des maladies mentales. qu'elle rend à peu près illusoire.

9° Il suffirait, pour rendre l'assistance des aliénés utile et non vexatoire, de créer, à l'exemple de l'Allemagne, des cliniques psychiâtriques et des services spéciaux dans les hôpitaux, où les malades seraient admis sans intervention des pouvoirs et où, traités en commun avec d'autres malades, ils bénéficieraient de soins plus profitables.

10° La Psychiatrie tend, de jour en jour, à se confondre avec la médecine générale, dont elle n'est qu'une branche ; l'une et l'autre n'ont que des avantages à retirer de cette fusion.

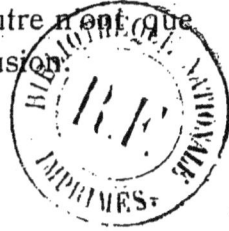

BIBLIOGRAPHIE

HIPPOCRATE. — De la maladie sacrée. Trad. Littré, Paris, 1849.

PINEL. — Traité médico-philosophique sur l'aliénation mentale, 1809.

GEORGET. — Discussion médico-légale sur la folie, 1826.

ESQUIROL. — Des maladies mentales, Paris, 1838.

TRÉLAT. — Recherches historiques sur la folie, Paris, 1839.

CALMEIL. — De la folie considérée au point de vue pathologique, philosophique, historique et judiciaire, Paris, 1845.

J.-P. FALRET. — Des maladies mentales et des asiles d'aliénés, Paris, 1854.

MARCÉ. — Traité pratique des maladies mentales, Paris, 1862.

CULLERRE. — Traité pratique des maladies mentales, 1890.

JULES FALRET. — Les aliénés et les asiles d'aliénés, 1890.

KRAFFT-EBING. — Traité de Psychiâtrie, trad. Laurent, 1887.

LÉGISLATION SUR LES ALIÉNÉS. — Tomes I et II.

PROCÈS-VERBAL de la séance du Sénat du 20 mai (Rapport Théophile Roussel sur le nouveau projet de loi sur les aliénés.

RÉMOND (de Metz). — Les cliniques psychiâtriques en Allemagne et à Toulouse. Toulouse, 1898.

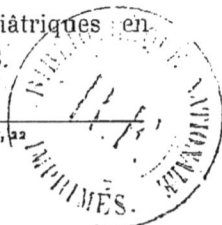

www.ingramcontent.com/pod-product-compliance
Lightning Source LLC
Chambersburg PA
CBHW050600210326
41521CB00008B/1044